Mitigación de riesgos orales en la tercera edad

Creación y puesta en marcha de una UMO

Andrea Alexandra Beltrán Castro

Copyright © 2023 Andrea Alexandra Beltrán Castro

Todos los derechos reservados.

ISBN: **9798322520016**

Independently published

Dedicatoria

A la memoria de mi mamá Ana Cecilia Castro, quien me brindó el apoyo incondicional y la inspiración para convertirme en la profesional que soy. Su amor, dedicación y entusiasmo guiaron mis pasos y me animaron siempre a perseguir mis sueños.

Contenido

Importancia de la salud bucal en la tercera edad un compromiso con el Bienestar Integral 1

    Importancia de la salud bucal en la tercera edad 1

    Desafíos bucales en la tercera edad 2

    Recomendaciones para los cuidadores de adultos mayores 3

        Recomendaciones generales 4

    Impacto de la salud bucal en la tercera edad 6

        Nutrición 6

        Salud general 9

        Autoestima y calidad de vida 12

    Impacto significativo en el bienestar general 15

        1. Preservación de la Funcionalidad Dental 15

        Recomendaciones 19

        2. Prevención de enfermedades bucales 19

        3. Bienestar Emocional y Social 21

        Recomendaciones 23

        4. Prevención de Complicaciones Médicas 23

        5. Mejora de la Calidad de Vida 25

Planificación y Diseño de una Unidad Móvil Odontológica 29

    Diferencias entre Vagón Odontológico y UMO (Unidad Móvil Odontológica) 29

    Consideraciones legales y regulatorias 30

        Licencias y permisos 31

Normas de seguridad 31

Requisitos de higiene 31

Privacidad del paciente 31

Impuestos 32

Zonificación 32

Selección del vehículo adecuado 32

Espacio: 32

Equipamiento y suministros necesarios 34

Modelos de Vagones de Odontología según Estándares Internacionales 38

Modelos de Unidades Móviles de Odontología según Estándares Internacionales.. 38

Implementación de Historias Clínicas y su Respaldo en una Unidad Móvil Odontológica... 41

1. Historias clínicas en papel 41

2. Historias clínicas electrónicas (HCE) 44

Beneficios de la implementación de HCE en una UMO 45

Riesgos de ciberataques en una UMO........................ 47

Historia Clínica en Papel vs. Historia Clínica Electrónica para una Unidad Móvil Odontológica 49

Consentimiento Informado en una UMO Digital vs. Físico 51

Diseño del espacio de trabajo 51

Tabla de Materiales para la Fabricación de una Unidad Móvil Odontológica 54

Limitaciones técnicas 56

Logística de Aprovisionamiento para una unidad móvil odontológica 58

Presupuesto y financiamiento 63

    ROI 64

Operaciones y Gestión 67

    Personal calificado y capacitado 67

    Protocolos de atención odontológica en una Unidad Móvil Odontológica 67

        Lista de protocolos 67

        Recomendaciones 69

    Programación de citas y visitas 70

    Gestión de registros y facturación 72

    Marketing y promoción del servicio 75

    ¿Qué es? 75

Impacto y Sostenibilidad 79

    Evaluación del impacto en la salud bucal de las personas mayores 79

        Impacto en la Salud General 79

        Impacto en el Bienestar Social 80

        Relación con la Sostenibilidad 80

    Objetivos de Desarrollo Sostenible 80

        ODS 3 Salud y Bienestar 80

        ODS 10 Reducción de las Desigualdades 81

    Replicación del modelo en otras comunidades 82

    Factores Clave para la Replicación 82

1. Evaluación de Necesidades 82

2. Planificación y Diseño 82

3. Financiamiento y Sostenibilidad 83

4. Recursos Humanos 83

5. Colaboración y Alianzas 83

6. Evaluación y Monitoreo 84

Aporte a la investigación y desarrollo de la odontología móvil 84

Riesgos Asociados a la Gestión de una UMO 87

Tipos de Riesgos 87

Medidas para Mitigar los Riesgos 89

Plan de Gestión de Riesgos para una Unidad Móvil Odontológica 90

Mitigación de Riesgos en el Cumplimiento de Normas de una Unidad Móvil Odontológica: 99

Retos Tecnológicos para una Unidad Móvil Odontológica en los Próximos 10 Años 109

Normatividad nacional e internacional sobre creación y funcionamiento de un vagón odontológico o unidad móvil odontológica 113

Colombia 113

Aplicación de la resolución 2003 de 2014 a vagones odontológicos o unidades móviles odontológicas 113

Aplicación del decreto 780 de 2016 a los vagones odontológicos o unidades móviles odontológicas 115

Aplicación de la guía técnica para la habilitación de servicios de salud odontológicos a vagones odontológicos o unidades móviles odontológicas 117

Normatividad Internacional 121

Organización Mundial de la Salud (OMS) 121

Aplicación de las directrices de la OMS 2016, para la promoción de la salud bucodental a los vagones odontológicos o unidades móviles odontológicas 121

Aplicación del equipo odontológico para atención primaria de salud (OMS, 2003) a vagones odontológicos o unidades móviles odontológicas 123

Aplicación a vagones odontológicos o unidades móviles odontológicas 125

Federación internacional de odontología (FDI) y su aplicación a vagones odontológicos o unidades móviles odontológicas 126

Estándares 129

Aplicación de la Norma ISO 9001: Sistemas de Gestión de la Calidad a Vagones Odontológicos o Unidades Móviles Odontológicas 131

Aplicación de la Norma ISO 14001 a Vagones Odontológicos o Unidades Móviles Odontológicas 133

Aplicación de la Norma OHSAS 18001 a los Vagones Odontológicos o Unidades Móviles Odontológicas 136

Conclusiones 139

Bibliografía 143

Biografía 145

Importancia de la salud bucal en la tercera edad un compromiso con el Bienestar Integral

En la travesía de la vida, la salud bucal es un pilar fundamental, durante toda la existencia del ser humano, especialmente en la tercera edad, este período marcado por la sabiduría acumulada y las experiencias vividas presenta desafíos únicos en cuanto a salud, donde la atención dental es crucial. Exploraremos la importancia de mantener una buena salud bucal en la tercera edad y cómo puede impactar en el bienestar general y salud de las personas, creando y poniendo en marcha una unidad móvil odontológica.

Importancia de la salud bucal en la tercera edad

La salud bucal es un componente fundamental del bienestar integral en todas las etapas de la vida, y su importancia no disminuye con la edad. En la tercera edad, el cuidado de la salud oral cobra especial relevancia debido a los cambios fisiológicos y sociales que pueden afectar la boca y los dientes.

Andrea Alexandra Beltrán Castro

Desafíos bucales en la tercera edad

Los adultos mayores se enfrentan a una serie de desafíos bucales que pueden afectar su calidad de vida.

Algunos de los desafíos más comunes son

1. Sequedad bucal: La xerostomía, o sequedad bucal, es una condición común en los adultos mayores que puede dificultar la masticación, la deglución y el habla.

2. Disminución del sentido del gusto: El sentido del gusto puede disminuir con la edad, lo que puede afectar el apetito y la nutrición.

3. Dificultad para masticar: La pérdida de dientes y la disminución de la fuerza muscular pueden dificultar la masticación, lo que puede afectar la digestión.

4. Enfermedad periodontal: La enfermedad periodontal es una infección de las encías que puede destruir el hueso que soporta los dientes, teniendo como consecuencia la movilidad y perdida de los dientes

5. Caries: Las personas mayores son más propensas a las caries debido a la sequedad bucal, la disminución del flujo salival y la fragilidad del esmalte dental, esto le puede producir dolor intenso y dificultad para comer.

6. Cáncer oral y enfermedades cardiovasculares El cáncer oral y la endocarditis bacteriana por gérmenes bucales que al entrar al torrente sanguíneo pueden viajar hacia el corazón y afectar las válvulas cardiacas, estos riesgos pueden aumentar con la edad.

7. **Halitosis** olor desagradable producido generalmente por exceso de bacterias presentes en la cavidad oral ocasionado por deficiente higiene oral o problemas bucodentales.

Para enfrentar estos desafíos, los adultos mayores deben:

- Visitar al odontólogo regularmente para recibir atención a dientes, y encías, limpiezas y exámenes
- Practicar una buena higiene bucal, cepillándose los dientes dos veces al día y usando hilo dental una vez al día.
- Utilizar productos de higiene bucal específicos para adultos mayores.
- Beber mucha agua para mantener la boca hidratada.
- Comer una dieta saludable y balanceada.
- Evitar fumar y beber alcohol en exceso.
- Reemplazar los dientes perdidos

Con el cuidado adecuado, los adultos mayores pueden mantener una buena salud bucal y disfrutar de una sonrisa sana funcional y bonita durante toda la vida.

Recomendaciones para los cuidadores de adultos mayores

La salud oral en la tercera edad es un tema crucial que a menudo se descuida. Los adultos mayores pueden enfrentar diversos desafíos bucales que impactan su calidad de vida, como la sequedad bucal, la disminución del gusto, la dificultad para masticar y la mayor susceptibilidad a caries y enfermedades periodontales.

En este contexto, el rol del cuidador es fundamental para garantizar una adecuada higiene bucal y prevenir complicaciones.

Recomendaciones generales

1. Fomentar la higiene bucal

- Ayudar al adulto mayor a cepillarse los dientes dos veces al día con una pasta dental con flúor, utilizando un cepillo de cerdas suaves y realizando una técnica adecuada.
- Asistir con el uso de hilo dental al menos una vez al día, utilizando un enhebrador de ser necesario.
- Enjuagar la boca con un colutorio fluorado después del cepillado, si el odontólogo lo recomienda.
- Brindar apoyo para la limpieza de prótesis dentales, siguiendo las instrucciones del odontólogo.

2. Estimular la producción de saliva

- Ofrecer agua con frecuencia para mantener la boca hidratada.
- Recomendar el consumo de alimentos que estimulen la salivación, como frutas frescas y verduras crudas.
- Evitar el consumo de bebidas y alimentos secos o pegajosos.
- Consultar al odontólogo sobre el uso de productos específicos para la sequedad bucal.

3. Facilitar la masticación:

- Seleccionar alimentos blandos y fáciles de masticar, troceando o cortando en pequeños pedazos.
- Ofrecer alimentos ricos en fibra, vitaminas y minerales, esenciales para una dieta saludable.
- Evitar alimentos duros, fibrosos o pegajosos que puedan dificultar la masticación.
- Considerar la posibilidad de utilizar suplementos nutricionales si la ingesta oral es insuficiente.

4. Visitas regulares al odontólogo:

- Acompañar al adulto mayor a sus citas dentales regulares, al menos cada seis meses.
- Informar al odontólogo sobre cualquier problema de salud o condición médica del adulto mayor.
- Brindar información sobre los medicamentos que toma el adulto mayor, ya que algunos pueden tener efectos en la salud bucal.
- Consultar al odontólogo sobre las mejores opciones de tratamiento para las enfermedades bucales que pueda presentar el adulto mayor.

5. Cuidado y atención a las necesidades específicas:

- Prestar atención a signos de dolor, sangrado, inflamación o sensibilidad en la boca.
- Observar si hay cambios en el habla, la deglución o la capacidad para comer.
- Reportar al odontólogo cualquier cambio o problema detectado en la salud bucal del adulto mayor.

- Mostrar empatía y paciencia al ayudar con la higiene bucal, considerando las limitaciones físicas o cognitivas que pueda tener el adulto mayor.

Recomendaciones adicionales:

- **Adaptar el entorno para facilitar la higiene bucal:** colocar un espejo a una altura adecuada, instalar agarraderas en el baño y utilizar un cepillo de dientes con mango ergonómico.
- **Utilizar herramientas y productos de apoyo:** cepillos interdentales, irrigadores bucales, pastas dentales para dientes sensibles y protectores bucales para evitar bruxismo.
- **Promover hábitos saludables:** no fumar, reducir el consumo de alcohol y mantener una dieta balanceada.
- *Mantener una comunicación abierta con el adulto mayor y el odontólogo para discutir cualquier inquietud o problema relacionado con la salud bucal.*

Impacto de la salud bucal en la tercera edad

Más allá de los problemas bucales específicos, la mala salud oral en la tercera edad puede tener un impacto negativo en:

Nutrición

La salud bucal en la tercera edad va más allá de la simple ausencia de caries o enfermedades periodontales. Su impacto en la nutrición es significativo, con repercusiones en la salud general y la calidad de vida del individuo.

Afectaciones Nutricionales

- **Disminución de la ingesta alimentaria:** La dificultad para masticar y deglutir debido a la pérdida de dientes o enfermedad periodontal puede llevar a una dieta desbalanceada, con deficiencias en nutrientes esenciales.
- **Desnutrición:** La falta de una adecuada ingesta calórica y de micronutrientes puede afectar el sistema inmunológico, la función muscular y la salud general del individuo.
- **Pérdida de peso involuntaria:** La desnutrición puede ocasionar una reducción en la masa muscular ósea, debilitando al individuo y aumentando el riesgo de caídas y fracturas.

Mecanismos

- **Dolor e incomodidad:** La presencia de caries, enfermedad periodontal o lesiones bucales puede causar dolor e incomodidad al masticar, lo que lleva a la reducción de la ingesta alimentaria.
- **Disminución del gusto y el olfato:** Estos cambios sensoriales pueden afectar el apetito y la selección de alimentos, impactando la calidad de la dieta.
- **Problemas de deglución:** La dificultad para tragar puede aumentar el riesgo de atragantamiento y neumonía por aspiración,

limitando la variedad de alimentos que se pueden consumir.
- **Alteraciones gastrointestinales:** La pérdida de dientes puede afectar la digestión de ciertos alimentos, lo que puede generar problemas gastrointestinales y malabsorción de nutrientes.

Consecuencias

- **Debilitamiento del sistema inmunológico:** La desnutrición y la deficiencia de micronutrientes pueden debilitar el sistema inmunológico, aumentando el riesgo de enfermedades infecciosas.
- **Anemia:** La deficiencia de hierro y vitamina B12, común en la desnutrición, puede causar anemia, fatiga y debilidad.
- **Osteoporosis:** La falta de calcio y vitamina D puede aumentar el riesgo de osteoporosis, fracturas y debilitamiento óseo.
- **Deterioro cognitivo:** La desnutrición y la deficiencia de ciertas vitaminas pueden afectar la función cognitiva y aumentar el riesgo de demencia.
- **Inseguridad:** La ausencia de piezas dentales traerá como consecuencia dificultad para hablar correctamente, viéndose afectada la comunicación con otras personas, hasta una baja autoestima por inseguridad con su apariencia estética.

Mitigación de riesgos orales en la tercera edad

Recomendaciones

- ☺ **Mantener una buena higiene bucal:** Cepillarse los dientes dos veces al día, usar hilo dental y visitar al dentista regularmente para prevenir caries y enfermedades periodontales.
- ☺ **Consumir una dieta balanceada:** Incluir alimentos ricos en frutas, verduras, proteínas, calcio y vitamina D para asegurar una adecuada ingesta de nutrientes.
- ☺ **Adaptar la textura de los alimentos:** Modificar la consistencia de los alimentos para facilitar la masticación y deglución en caso de dificultades.
- ☺ **Utilizar suplementos nutricionales:** Consultar con un médico o nutricionista sobre la posibilidad de utilizar suplementos para cubrir las necesidades nutricionales no cubiertas por la dieta.
- ☺ **Fortalecer la musculatura orofacial:** Realizar ejercicios para fortalecer los músculos de la boca y la garganta.

Salud general

La salud bucal en la tercera edad va más allá de la simple ausencia de caries o enfermedad periodontal. Su impacto en la salud general es significativo, con repercusiones en la calidad de vida del individuo. Este análisis profundiza en las relaciones entre la salud bucal y la salud general en la tercera edad, desde una perspectiva profesional y técnica.

Enfermedades sistémicas:

- **Enfermedades cardiovasculares:** La enfermedad periodontal se asocia a un mayor riesgo de enfermedades cardíacas debido a la inflamación sistémica que genera.
- **Diabetes mellitus:** La diabetes puede aumentar el riesgo de sufrir enfermedades bucales, y viceversa, creando un círculo vicioso que afecta la salud general.
- **Enfermedades respiratorias:** Las bacterias presentes en la boca pueden llegar a los pulmones y aumentar el riesgo de sufrir enfermedades respiratorias como la neumonía.
- **Osteoporosis:** La pérdida de dientes y la enfermedad periodontal pueden afectar la salud ósea, aumentando el riesgo de osteoporosis.

Nutrición:

- **Dificultad para masticar:** La pérdida de dientes o la enfermedad periodontal puede dificultar la masticación, lo que puede llevar a una dieta desbalanceada y desnutrición.
- **Pérdida de peso involuntaria:** La desnutrición puede ocasionar una reducción en la masa muscular y ósea, debilitando al individuo y aumentando el riesgo de caídas y fracturas.

Mitigación de riesgos orales en la tercera edad

Función Cognitiva:

- **Demencia:** Estudios recientes sugieren que la mala salud bucal puede ser un factor de riesgo para la demencia, posiblemente debido a la inflamación sistémica y la infección crónica.
- **Deterioro cognitivo leve:** La pérdida de dientes y la enfermedad periodontal se han asociado con un mayor riesgo de deterioro cognitivo leve en adultos mayores.

Salud Mental:

- **Autoestima:** La mala salud bucal puede afectar la autoestima y la imagen personal, generando sentimientos de vergüenza e inseguridad.
- **Aislamiento social:** La dificultad para hablar, sonreír o comer con normalidad puede llevar al aislamiento social, reduciendo la participación en actividades sociales y afectando la salud mental del individuo.
- **Depresión:** La baja autoestima, el aislamiento social y la percepción de una mala calidad de vida pueden aumentar el riesgo de depresión en personas mayores.

Impacto Económico:

- **Costos de tratamiento:** La atención de las enfermedades bucales en personas mayores puede ser costosa, impactando el presupuesto familiar y la calidad de vida.

- **Pérdida de productividad:** La mala salud bucal puede afectar la capacidad para trabajar o realizar actividades cotidianas, generando una pérdida de productividad y un impacto económico negativo.

Recomendaciones para Profesionales de la Salud:

- **Evaluación integral:** Realizar una evaluación completa de la salud bucal del adulto mayor, incluyendo la identificación de factores de riesgo para enfermedades sistémicas.
- **Educación y prevención:** Informar al adulto mayor sobre la importancia de la salud bucal y las medidas para mantenerla.
- **Promoción de hábitos saludables:** Fomentar la higiene bucal adecuada, una dieta balanceada y la visita regular al odontólogo.
- **Atención interdisciplinaria:** Colaborar con otros profesionales de la salud para brindar una atención integral al adulto mayor.

Autoestima y calidad de vida

La salud bucal en la tercera edad va más allá de la ausencia de caries o enfermedad periodontal. Su impacto en la autoestima y la calidad de vida del adulto mayor es profundo y multifacético, con repercusiones en su bienestar físico, social y psicológico.

Mitigación de riesgos orales en la tercera edad

Efectos en la Autoestima:

- **Deterioro de la imagen personal:** La pérdida de dientes, la enfermedad periodontal y el mal aliento pueden afectar negativamente la imagen personal del adulto mayor, generando sentimientos de vergüenza e inseguridad.
- **Disminución de la autoestima:** La percepción de una sonrisa deteriorada puede afectar la autoestima del adulto mayor, limitando su participación social y su capacidad para disfrutar de la vida.
- **Aislamiento social:** El miedo a sonreír o hablar en público por problemas bucales puede llevar al aislamiento social y la depresión.

Efectos en la Calidad de Vida:

- **Dificultad para comer:** La pérdida de dientes o la enfermedad periodontal pueden dificultar la masticación y la deglución, lo que puede llevar a una dieta desbalanceada y desnutrición.
- **Dolor e incomodidad:** Las enfermedades bucales pueden causar dolor e incomodidad, afectando el sueño, la capacidad para hablar y la concentración.
- **Deterioro de la función cognitiva:** Estudios recientes sugieren que la mala salud bucal puede estar asociada con un mayor riesgo de deterioro cognitivo y demencia.

- **Aumento de los costos de salud:** La atención a las enfermedades bucales en la tercera edad puede ser costosa, impactando el presupuesto familiar y la calidad de vida.

Intervenciones para mejorar la salud bucal en la tercera edad:

- **Promoción de la higiene bucal:** Implementar programas de educación y promoción de la higiene bucal en la población adulta mayor.
- **Acceso a la atención odontológica:** Asegurar el acceso a la atención odontológica preventiva y curativa para la población de la tercera edad.
- **Atención integral:** Brindar atención odontológica integral que incluya prevención, diagnóstico, tratamiento y rehabilitación.
- **Cuidado de las prótesis dentales:** Educar a los adultos mayores sobre el cuidado y la limpieza de las prótesis dentales.

Recomendaciones para profesionales de la salud:

- Realizar una evaluación integral de la salud bucal del adulto mayor, incluyendo aspectos físicos, sociales y psicológicos.
- Informar al adulto mayor y a su familia sobre las consecuencias de la mala salud bucal y las estrategias para prevenirla.
- Brindar un trato amable, respetuoso y comprensivo al adulto mayor durante la atención odontológica.

Mitigación de riesgos orales en la tercera edad

- Fomentar la comunicación y la confianza entre el profesional de la salud y el adulto mayor.
- Trabajar en equipo con otros profesionales de la salud para brindar una atención integral al adulto mayor.

Impacto significativo en el bienestar general
1. Preservación de la Funcionalidad Dental

La **Preservación de la Funcionalidad Dental** es un enfoque integral que busca mantener la salud bucal a largo plazo, no solo enfocándose en la estética, sino también en la capacidad de los dientes para realizar sus funciones:

- **Masticación:** Permitiendo una correcta digestión.
- **Fonación:** Facilitando la articulación del habla.
- **Estética:** Brindando una sonrisa agradable.

Para lograr la Preservación de la Funcionalidad Dental se debe:

1. Prevenir las enfermedades bucodentales:

- **Realizar una higiene bucal adecuada:** Cepillarse los dientes dos veces al día y usar hilo dental diariamente.
- **Visitar al odontólogo regularmente:** Se recomienda realizar una limpieza dental profesional cada seis meses.
- Evitar el consumo de azúcares y bebidas azucaradas.
- Mantener una dieta saludable.

2. **Tratar de forma oportuna las enfermedades bucodentales:**

- **Caries:** Obturaciones o endodoncias.
- **Enfermedad periodontal:** Limpieza dental profunda, curetaje o cirugía periodontal.
- **Pérdida de dientes:** Implantes dentales, prótesis dentales o puentes.

3. **Mantener una buena salud general:**

- Controlar enfermedades como la diabetes o la hipertensión arterial.
- No fumar.
- Reducir el estrés.

La Preservación de la Funcionalidad Dental es un esfuerzo continuo que requiere la participación del paciente, el odontólogo y otros profesionales de la salud.

Beneficios de la Preservación de la Funcionalidad Dental

1. **Mejora la calidad de vida:**
- **Masticación adecuada:** Permite disfrutar de una alimentación sana y variada.
- **Fonación correcta:** Facilita la articulación del habla y la comunicación.
- **Estética:** Una sonrisa sana y bonita mejora la autoestima y la confianza en uno mismo.

Mitigación de riesgos orales en la tercera edad

2. Reduce el riesgo de enfermedades:

- **Enfermedades cardíacas:** Las enfermedades bucodentales se han relacionado con un mayor riesgo de enfermedades cardíacas.
- **Diabetes:** La diabetes puede aumentar el riesgo de sufrir enfermedades bucodentales.
- **Enfermedades respiratorias:** Las bacterias de la boca pueden llegar a los pulmones y causar enfermedades respiratorias.

3. Disminuye los costos a largo plazo:

- Prevenir y tratar de forma oportuna las enfermedades bucodentales es más económico que enfrentar problemas mayores en el futuro.
- Evita la necesidad de procedimientos complejos y costosos.

4. Aumenta la esperanza de vida:

- Las personas con una buena salud bucal tienen una mayor esperanza de vida.

Plan para obtener los beneficios:

1. Prevención:

- **Realizar una higiene bucal adecuada:** Cepillarse los dientes dos veces al día y usar hilo dental diariamente.
- **Visitar al odontólogo regularmente:** Se recomienda realizar una limpieza dental profesional cada seis meses.

- Evitar el consumo de azúcares y bebidas azucaradas.
- Mantener una dieta saludable.

2. Detección temprana:

- Realizar visitas periódicas al odontólogo para detectar y tratar de forma oportuna las enfermedades bucodentales.
- Estar atento a cualquier signo o síntoma de enfermedad bucodental, como dolor, sangrado o inflamación.

3. Tratamiento adecuado:

- Seguir las recomendaciones del odontólogo para el tratamiento de las enfermedades bucodentales.
- Mantener una buena higiene bucal durante el tratamiento.

4. Mantenimiento:

- Continuar con las medidas de prevención y detección temprana.
- Visitar al odontólogo regularmente para realizar un seguimiento de la salud bucal.

La Preservación de la Funcionalidad Dental es un esfuerzo continuo que requiere la participación del paciente, el odontólogo y otros profesionales de la salud.

Al seguir un plan adecuado, se pueden obtener los beneficios de la Preservación de la Funcionalidad Dental y mejorar la calidad de vida.

Mitigación de riesgos orales en la tercera edad

Recomendaciones

- ☺ La salud bucal es importante para la salud general.
- ☺ Invertir en la Preservación de la Funcionalidad Dental es una inversión en salud y bienestar.
- ☺ Consulte con tu odontólogo para obtener más información sobre cómo preservar la funcionalidad dental.

2. Prevención de enfermedades bucales

Las enfermedades bucales más comunes son:

- **Caries:** Destrucción del esmalte dental por la acción de las bacterias.
- **Enfermedad periodontal:** Inflamación de las encías que puede llegar a destruir el hueso que soporta los dientes.
- **Cáncer oral:** Afectación de los tejidos de la boca por células cancerosas.

Para lograr la Prevención de Enfermedades Bucales se debe:

1. Practicar una buena higiene bucal:

- Cepillarse los dientes dos veces al día con una pasta dental con flúor.
- Usar hilo dental al menos una vez al día.
- Enjuagarse la boca con un colutorio fluorado después de cada cepillado.

2. Visitar al odontólogo regularmente:

- Se recomienda realizar una limpieza dental profesional cada seis meses.
- El odontólogo puede detectar y tratar de forma oportuna las enfermedades bucodentales en sus primeras etapas.

3. Mantener una dieta saludable:

- Reducir el consumo de azúcares y bebidas azucaradas.
- Consumir alimentos ricos en fibra, vitaminas y minerales.

4. Evitar hábitos nocivos:

- No fumar.
- Reducir el consumo de alcohol.

La Prevención de Enfermedades Bucales es una responsabilidad individual y familiar.

Al tomar las medidas adecuadas, se puede evitar la aparición de enfermedades bucodentales y mantener una buena salud bucal durante toda la vida.

Beneficios de la Prevención de Enfermedades Bucales:

- Mejora la salud general.
- Reduce los costos de tratamiento.
- Aumenta la autoestima y la confianza en uno mismo.
- Mejora la calidad de vida.

Consejos para la Prevención de Enfermedades Bucales:

- Enseñe a tus hijos la importancia de la higiene bucal desde pequeños.
- Utilice un cepillo de dientes de cerdas suaves y cámbialo cada tres meses.
- Elija una pasta dental con flúor.
- No compartas el cepillo de dientes con otras personas.
- Evite los alimentos y bebidas pegajosos.
- No use palillos de dientes.
- Si tienes alguna enfermedad bucodental, consulta con tu odontólogo para recibir el tratamiento adecuado.

La Prevención de Enfermedades Bucales es una inversión en salud y bienestar.

Al seguir las recomendaciones, se puede disfrutar de una sonrisa sana y bonita durante toda la vida.

3. Bienestar Emocional y Social

La Prevención de Enfermedades Bucales va más allá de la salud física, impactando positivamente en el bienestar emocional y social de las personas:

1. Autoestima e Imagen Personal:

- Una sonrisa sana y bonita aumenta la confianza en uno mismo y mejora la autoestima.
- Sentirse bien con la propia sonrisa facilita la interacción social y las relaciones personales.

2. Salud Mental y Bienestar Emocional:

- Las enfermedades bucales como la caries o la enfermedad periodontal pueden generar dolor, incomodidad y mal aliento.
- Estas condiciones pueden afectar negativamente la autoestima, la imagen personal y las relaciones sociales, impactando en la salud mental y el bienestar emocional.

3. Vida Social y Relaciones Interpersonales:

- Una sonrisa sana y atractiva facilita la comunicación y las relaciones interpersonales.
- Las personas con problemas bucales pueden sentir vergüenza o inseguridad al sonreír, lo que puede limitar su participación en actividades sociales.

4. Calidad de Vida:

- La salud bucal está directamente relacionada con la calidad de vida.
- Las enfermedades bucales pueden dificultar la masticación, el habla y la deglución, afectando la capacidad de disfrutar de la comida y de las actividades cotidianas.

La Prevención de Enfermedades Bucales:

- Fortalece la autoestima e imagen personal.
- Contribuye a la salud mental y el bienestar emocional.
- Mejora la vida social y las relaciones interpersonales.
- Eleva la calidad de vida.

Es importante recordar que la salud bucal es un derecho fundamental de todas las personas.

Al tomar medidas para prevenir las enfermedades bucales, se puede mejorar el bienestar individual y colectivo.

Recomendaciones

- Promover la educación sobre la salud bucal en las escuelas y comunidades.
- Facilitar el acceso a servicios de atención odontológica de calidad.
- Desarrollar políticas públicas que fomenten la prevención de enfermedades bucales.

La Prevención de Enfermedades Bucales es una inversión en salud, bienestar y calidad de vida.

4. Prevención de Complicaciones Médicas

La **prevención de enfermedades bucales** no solo protege la salud bucal, sino que también **evita complicaciones médicas** en otras partes del cuerpo. Las enfermedades bucales, como la **caries, gingivitis** y la **enfermedad periodontal**, pueden ser la puerta de entrada a bacterias que pueden causar problemas en otros órganos y sistemas.

Las principales razones por las que la prevención de enfermedades bucales evita complicaciones médicas son:

1. Infección:

- Las bacterias de la boca pueden entrar al torrente sanguíneo a través de las encías inflamadas o los dientes con caries.

- Estas bacterias pueden causar infecciones en diferentes partes del cuerpo, como el corazón, las válvulas cardíacas, los pulmones y las articulaciones.

2. Inflamación:

- La enfermedad periodontal crónica se asocia con un aumento de la inflamación sistémica.
- La inflamación crónica está relacionada con un mayor riesgo de enfermedades cardíacas, diabetes tipo 2, algunos tipos de cáncer y Alzheimer.

3. Embarazo:

- Las mujeres embarazadas con enfermedad periodontal tienen un mayor riesgo de dar a luz bebés prematuros o con bajo peso al nacer.

4. Diabetes:

- Las personas con diabetes tienen un mayor riesgo de sufrir enfermedad periodontal.
- La enfermedad periodontal puede dificultar el control de la diabetes.

5. Enfermedades cardíacas:

- Las investigaciones han demostrado que existe una relación entre la enfermedad periodontal y las enfermedades cardíacas.
- Las bacterias de la boca pueden viajar al torrente sanguíneo y alojarse en las arterias coronarias, lo que aumenta el riesgo de sufrir un infarto de miocardio o un accidente cerebrovascular.

Mitigación de riesgos orales en la tercera edad

Al prevenir las enfermedades bucales, se puede reducir el riesgo de sufrir estas complicaciones médicas y mejorar la salud general.

Recomendaciones para la Prevención de Enfermedades Bucales:

- Cepillarse los dientes dos veces al día con una pasta dental con flúor.
- Usar hilo dental al menos una vez al día.
- Visitar al odontólogo regularmente para realizar limpiezas dentales profesionales y revisiones.
- Mantener una dieta saludable y equilibrada.
- Evitar el consumo de tabaco y alcohol.

La prevención de enfermedades bucales es una inversión en salud y bienestar.

Al tomar las medidas adecuadas, se puede disfrutar de una vida más saludable y evitar complicaciones médicas graves.

5. Mejora de la Calidad de Vida

La Prevención de Enfermedades Bucales mejora la calidad de vida por las siguientes razones

1. Mejora la salud general:

- Las enfermedades bucodentales pueden afectar la salud general del cuerpo.
- La prevención de estas enfermedades reduce el riesgo de sufrir enfermedades cardíacas, diabetes, enfermedades respiratorias y otras enfermedades sistémicas.

2. Reduce el dolor y las molestias:

- Las enfermedades bucodentales pueden causar dolor, sangrado, inflamación y otros síntomas molestos.
- La prevención de estas enfermedades evita estos síntomas y mejora la calidad de vida.

3. Mejora la autoestima y la confianza en uno mismo:

- Una sonrisa sana y bonita mejora la autoestima y la confianza en uno mismo.
- Las personas con una buena salud bucal se sienten más seguras de sí mismas y sonríen más.

4. Mejora la capacidad de comer y hablar:

- Las enfermedades bucodentales pueden dificultar la masticación, la deglución y la articulación del habla.
- La prevención de estas enfermedades mejora la capacidad de comer y hablar, lo que facilita la interacción social y la participación en actividades cotidianas.

5. Reduce los costos de tratamiento:

- Las enfermedades bucodentales pueden ser costosas de tratar.
- La prevención de estas enfermedades reduce los costos de tratamiento y mejora la economía familiar.

La Prevención de Enfermedades Bucales es una inversión en salud, bienestar y calidad de vida.

Mitigación de riesgos orales en la tercera edad

Al tomar las medidas adecuadas, se puede disfrutar de una sonrisa sana y bonita durante toda la vida.

Andrea Alexandra Beltrán Castro

Planificación y Diseño de una Unidad Móvil Odontológica

Diferencias entre Vagón Odontológico y UMO (Unidad Móvil Odontológica)

Vagón Odontológico:

- **Definición:** Un vagón odontológico es un espacio físico adaptado dentro de un vehículo, como un tren o un camión, para brindar atención odontológica.
- **Características:**
  - **Tamaño:** Variable, puede ser grande o pequeño.
  - **Equipamiento:** Similar a una clínica odontológica tradicional, con sillón odontológico, gabinete dental, compresor, unidad de succión, instrumental, etc.
  - **Movilidad:** Limitada, se desplaza junto al vehículo al que está acoplado.
  - **Costo:** Alto, debido a la complejidad de la adaptación del vehículo.

UMO (Unidad Móvil Odontológica):

- **Definición:** Una UMO es un vehículo completo diseñado y equipado específicamente para brindar atención odontológica.

- **Características:**
  - **Tamaño:** Variable, generalmente más pequeño que un vagón odontológico.
  - **Equipamiento:** Similar a un vagón odontológico, pero puede ser más compacto o especializado.
  - **Movilidad:** Alta, puede desplazarse a diferentes lugares de forma autónoma.
  - **Costo:** Variable, puede ser similar o inferior al de un vagón odontológico, dependiendo del tamaño y equipamiento.

La principal diferencia entre un vagón odontológico y una UMO es su **estructura**: un vagón está adaptado dentro de un vehículo existente, mientras que una UMO es un vehículo independiente diseñado para la atención odontológica.

La **movilidad** también es un factor diferenciador, ya que las UMOs pueden desplazarse por sí mismas, mientras que los vagones odontológicos dependen del vehículo al que están acoplados.

El **costo** puede ser similar o inferior para las UMOs, especialmente si se consideran los costos de mantenimiento y operación del vehículo en el caso de los vagones odontológicos.

Consideraciones legales y regulatorias

Las consideraciones legales y regulatorias para operar un Unidad Móvil odontológica en varían según el país. Sin embargo, hay algunos requisitos generales que se deben cumplir son.

Licencias y permisos

- Se requiere una licencia para operar un negocio de odontología, ya sea en un local fijo o en una unidad móvil odontológica UMO.
- El personal que atiende a los pacientes debe tener licencia para ejercer la odontología o la higiene dental en el estado donde opera la unidad.
- Se pueden necesitar permisos adicionales para operar un vehículo comercial, como una UMO

Normas de seguridad

- El Unidad Móvil odontológica debe cumplir con las normas de seguridad contra incendios y otras normas de seguridad aplicables.
- El equipo odontológico debe estar en buen estado de funcionamiento y cumplir con las normas de seguridad.
- Se deben tener protocolos para el manejo de residuos biomédicos y otros materiales peligrosos.

Requisitos de higiene

- El Unidad Móvil odontológica debe mantenerse limpio y desinfectado.
- Se deben seguir los protocolos de higiene para prevenir la infección cruzada.

Privacidad del paciente

- Se deben proteger las historias clínicas de los pacientes y otra información confidencial.
- Se deben cumplir las normas de privacidad HIPAA.

Impuestos

- Se deben pagar los impuestos aplicables al negocio, como el impuesto sobre las ventas y el impuesto sobre la renta.

Zonificación

- Es posible que se necesiten permisos de zonificación para operar un Unidad Móvil odontológica en una ubicación específica.

Es importante consultar con un abogado o con un profesional especializado en la gestión de clínicas dentales móviles para obtener asesoramiento sobre las leyes y regulaciones específicas que se aplican a un Unidad Móvil odontológica en el estado donde se va a operar.

Es importante considerar que las leyes y regulaciones están sujetas a cambios, así que es importante mantenerse actualizado sobre las últimas modificaciones.

Selección del vehículo adecuado

Espacio:

- Debe ser lo suficientemente amplio para albergar todas las áreas de trabajo necesarias:
    - Sala de espera
    - Recepción
    - Área de esterilización
    - Consultorio odontológico
    - Baño

Mitigación de riesgos orales en la tercera edad

Accesibilidad:

- Debe ser accesible para personas con discapacidades, incluyendo:
    - Rampa de acceso
    - Puertas anchas
    - Espacio de maniobra para sillas de ruedas

Seguridad:

- Debe cumplir con todas las normas de seguridad:
    - Extintores de incendios
    - Salidas de emergencia
    - Sistema de alarma

Iluminación:

- Debe tener una iluminación adecuada para las diferentes áreas de trabajo:
    - Luz natural y artificial
    - Lámparas de quirófano en el consultorio

Ventilación:

- Debe tener un sistema de ventilación adecuado para mantener el aire limpio y fresco.

Conectividad:

- Debe tener acceso a internet y a una fuente de alimentación eléctrica.

Mantenimiento:

- Debe ser fácil de limpiar y mantener.

Diseño:

- Debe ser atractivo y funcional.

Certificaciones:

- Debe cumplir con todas las normas y permisos necesarios para operar.

Además de estas características, el Unidad Móvil odontológica debe ser:

- **Adaptable a las necesidades de la comunidad:** El equipamiento y los servicios que se ofrecen deben ajustarse a las necesidades específicas de la población objetivo.
- **Sostenible:** El proyecto debe ser financieramente sostenible a largo plazo.
- **Escalable:** El modelo debe ser replicable en otras comunidades.

La construcción de un Unidad Móvil odontológica es un proyecto complejo que requiere una planificación cuidadosa y una inversión significativa. Sin embargo, el impacto positivo que puede tener en la salud bucal de las comunidades con acceso limitado a la atención odontológica es invaluable.

Equipamiento y suministros necesarios

Para cubrir desde urgencias odontológicas hasta diseño de sonrisa, un Unidad Móvil odontológica debe tener:

Mitigación de riesgos orales en la tercera edad

Equipamiento:

Unidad dental completa:

- o Sillón odontológico
- o Compresor
- o Pieza de alta velocidad
- o Micromotor y contraangulo
- o Jeringa triple
- o Eyector de saliva
- o Cámara intraoral
- o Negatoscopio

Rayos X dentales:

- o Equipo de radiografía intra

Esterilización:

- o Autoclave
- o Selladora de bolsas
- o Instrumental odontológico esterilizado

Mobiliario:

- o Armarios
- o Estantes
- o Escritorios
- o Mesas de trabajo
- o Taburetes

Suministros:

Materiales odontológicos:

- Guantes
- Mascarillas
- Gafas de protección
- Antisépticos
- Campos de aislamiento
- Instrumental de exploración
- Instrumental de profilaxis
- Instrumental de operatoria
- Materiales de obturación
- Materiales de endodoncia
- Materiales de periodoncia
- Materiales de exodoncia
- Materiales de cirugía oral

Insumos de higiene:

- Jabón
- Toallas de papel
- Toallitas desinfectantes
- Bolsas de basura
- canecas

Medicamentos:

- Anestésicos locales
- Analgésicos
- Antibióticos
- Antiinflamatorios

Mitigación de riesgos orales en la tercera edad

Otros:

- o Equipo de protección personal (EPP)
- o Botiquín de primeros auxilios
- o Recipientes para residuos biomédicos
- o Computadora e impresora
- o Software de gestión clínica

Además del equipamiento y los suministros básicos, un Unidad Móvil Odontológica que quiera ofrecer servicios de diseño de sonrisa puede incluir:

Equipamiento:

- o Cámara intraoral
- o Escáner intraoral
- o Software de diseño de sonrisa

Suministros:

- o Materiales de blanqueamiento dental
- o Carillas dentales
- o Coronas dentales
- o Ortodoncia (opcional)

Es importante tener en cuenta que la cantidad y el tipo de equipamiento y suministros que se necesitan dependerán de varios factores, como:

- **Los servicios que se van a ofrecer:** Si la Unidad Móvil Odontológica solo va a ofrecer servicios básicos de urgencias odontológicas, no necesitará el mismo equipamiento que una UMO que ofrece servicios de diseño de sonrisa.

- **El presupuesto disponible:** El equipamiento y los suministros odontológicos pueden ser costosos, por lo que es importante considerar el presupuesto disponible al elegirlos.
- **Las necesidades de la comunidad:** Es importante elegir un equipamiento y unos suministros que se ajusten a las necesidades específicas de la población objetivo.

Modelos de Vagones de Odontología según Estándares Internacionales

Modelo	Dimensiones (m)	Equipamiento	Precio Estimado (USD)	Estándares
Clásico	8.00 x 2.50 x 3.00	Sillón odontológico, Gabinete dental, Mesa auxiliar, Espejo dental, Compresor dental, Unidad de succión, Instrumental odontológico	50,000 - 70,000	ISO 1496:2013, ISO 7494:2013
Compacto	6.00 x 2.00 x 2.50	Sillón odontológico, Gabinete dental, Mesa auxiliar, Espejo dental, Compresor dental (compacto), Unidad de succión (compacta), Instrumental odontológico básico	30,000 - 40,000	ISO 1496:2013, ISO 7494:2013
Especializado	10.00 x 3.00 x 3.50	Sillón odontológico, Gabinete dental con mayor almacenamiento, Mesa auxiliar, Espejo dental, Compresor dental, Unidad de succión, Rayos X portátil, Instrumental odontológico completo	70,000 - 90,000	ISO 1496:2013, ISO 7494:2013, ISO 9001:2015
Móvil	Vehículo adaptado con dimensiones variables	Equipamiento similar al modelo clásico o compacto, adaptado a la configuración del vehículo	40,000 - 60,000	ISO 1496:2013, ISO 7494:2013

Modelos de Unidades Móviles de Odontología según Estándares Internacionales

Modelo	Dimensiones (m)	Equipamiento	Precio Estimado (USD)	Estándares
Clásico	6.00 x 2.50 x 3.00	Sillón odontológico, Gabinete dental, Mesa	30,000 - 40,000	ISO 1496:2013,

Mitigación de riesgos orales en la tercera edad

		auxiliar, Espejo dental, Compresor dental, Unidad de succión, Instrumental odontológico básico		ISO 7494:2013
Compacto	4.00 x 2.00 x 2.50	Sillón odontológico, Gabinete dental (compacto), Mesa auxiliar, Espejo dental, Compresor dental (compacto), Unidad de succión (compacta), Instrumental odontológico básico	20,000 - 30,000	ISO 1496:2013, ISO 7494:2013
Especializado	8.00 x 3.00 x 3.50	Sillón odontológico, Gabinete dental con mayor almacenamiento, Mesa auxiliar, Espejo dental, Compresor dental, Unidad de succión, Rayos X portátil, Instrumental odontológico completo	50,000 - 70,000	ISO 1496:2013, ISO 7494:2013, ISO 9001:2015
Móvil	Vehículo adaptado con dimensiones variables	Equipamiento similar al modelo clásico o compacto, adaptado a la configuración del vehículo	40,000 - 60,000	ISO 1496:2013, ISO 7494:2013

Se recomienda consultar con profesionales especializados en odontología y en la gestión de clínicas dentales móviles para elegir el equipamiento y los suministros adecuados para una UMO.

Implementación de Historias Clínicas y su Respaldo en una Unidad Móvil Odontológica

Las historias clínicas son documentos esenciales para la atención odontológica, ya que permiten registrar la información médica y dental del paciente, su historial de tratamiento y la evolución de su salud bucodental. En el caso de una Unidad Móvil Odontológica (UMO), la implementación y el respaldo de las historias clínicas presentan desafíos particulares que deben ser considerados.

Opciones para la Implementación

1. Historias clínicas en papel

Las historias clínicas en papel son un método tradicional para registrar la información de los pacientes en unidades móviles odontológicas (UMO). Si bien este método puede ser efectivo, también presenta algunos riesgos que deben ser considerados.

Implementación

a) Diseño de la historia clínica

- Definir los datos relevantes a registrar, como la información personal del paciente, el historial médico, el diagnóstico, el tratamiento y la evolución.
- Hay que asegurar que la historia clínica sea legible, organizada y completa.

b) Almacenamiento

- Implementar un sistema de almacenamiento seguro para las historias clínicas en papel, como archivadores con llave o carpetas codificadas.
- Restringir el acceso a las historias clínicas al personal autorizado.

c) Cumplimiento de normas

- Asegurar el cumplimiento de las normas locales relacionadas con la gestión de historias clínicas.

Riesgos

a) Pérdida o daño: Las historias clínicas en papel pueden perderse o dañarse fácilmente por fuego, inundaciones o errores humanos.

b) Legibilidad: La escritura a mano puede ser difícil de leer e interpretar, lo que puede afectar la calidad de la atención al paciente.

Mitigación de riesgos orales en la tercera edad

c) Seguridad: El acceso no autorizado a las historias clínicas puede comprometer la privacidad de los pacientes.

d) Eficiencia: El manejo manual de las historias clínicas puede ser lento e ineficiente, especialmente en una UMO con un alto volumen de pacientes.

Mitigaciones

a) Digitalización: Implementar un sistema de digitalización para convertir las historias clínicas en papel a formato electrónico. Esto permite un almacenamiento seguro, una mejor legibilidad y un acceso más eficiente a la información.

b) Copias de seguridad: Realizar copias de seguridad regulares de las historias clínicas, tanto en formato físico como digital, para evitar la pérdida de datos.

c) Capacitación del personal: Capacitar al personal en la gestión adecuada de las historias clínicas, incluyendo su almacenamiento, manejo y acceso.

d) Implementación de medidas de seguridad: Implementar medidas de seguridad para proteger las historias clínicas, como el uso de contraseñas y firewalls.

e) Control de calidad: Implementar un sistema de control de calidad para garantizar la legibilidad, completitud y precisión de las historias clínicas.

La implementación de historias clínicas en papel en una UMO puede ser efectiva, pero es importante considerar los riesgos asociados y tomar medidas para mitigarlos. La digitalización de las historias clínicas puede ser una solución viable para mejorar la eficiencia, la seguridad y la calidad de la atención al paciente.

2. Historias clínicas electrónicas (HCE)

La implementación de historias clínicas electrónicas (HCE) en una Unidad Móvil Odontológica (UMO) ofrece diversos beneficios, como la mejora de la calidad de la atención, la eficiencia del flujo de trabajo y la accesibilidad a la información clínica. Sin embargo, es fundamental considerar el respaldo adecuado de las HCE para garantizar la seguridad y disponibilidad de los datos.

Aspectos para considerar en la implementación

1. Software de HCE

- Elegir un software de HCE diseñado para unidades móviles odontológicas, que sea compatible con dispositivos móviles y tenga las funcionalidades necesarias para la atención odontológica.
- Evaluar la facilidad de uso, la seguridad, la capacidad de integración con otros sistemas y el soporte técnico del software.

2. Hardware

- Dotar a la UMO de dispositivos móviles (tabletas, laptops) con las características técnicas necesarias para el uso del software de HCE.

Mitigación de riesgos orales en la tercera edad

- Considerar la necesidad de un servidor portátil o almacenamiento en la nube para el respaldo de las HCE.

3. **Seguridad de la información**

- Implementar medidas de seguridad informática para proteger las HCE, como el uso de contraseñas seguras, el cifrado de datos y la restricción del acceso a la información.
- Capacitar al personal en materia de seguridad informática y confidencialidad de la información.

4. **Respaldo de las HCE**

- Implementar un plan de respaldo regular para las HCE, que incluya la frecuencia del respaldo, el tipo de almacenamiento y la ubicación del mismo.
- Considerar la posibilidad de utilizar un servicio de almacenamiento en la nube para el respaldo de las HCE.

5. **Integración con otros sistemas**

- Evaluar la posibilidad de integrar el software de HCE con otros sistemas utilizados en la UMO, como el sistema de gestión de citas o el sistema de facturación.

Beneficios de la implementación de HCE en una UMO

- **Mejora de la calidad de la atención:** Acceso instantáneo a la información clínica del paciente, lo

que facilita la toma de decisiones y la planificación del tratamiento.
- **Eficiencia del flujo de trabajo:** Reducción del tiempo dedicado a la gestión de las historias clínicas en papel.
- **Accesibilidad a la información:** Posibilidad de acceder a las HCE desde cualquier lugar y en cualquier momento.
- **Mejora de la comunicación:** Facilita la comunicación entre los diferentes profesionales que atienden al paciente.
- **Reducción de costos:** Disminución del uso de papel y otros materiales asociados a las historias clínicas en papel.

Respaldo de las HCE

Es fundamental contar con un plan de respaldo adecuado para las HCE, ya que esto permite:

- **Garantizar la seguridad de la información:** Proteger las HCE de pérdida, robo o daño.
- **Recuperar la información en caso de desastre:** Permitir la recuperación de las HCE en caso de un evento inesperado, como un fallo del sistema o un desastre natural.
- **Cumplir con las normas y regulaciones:** Asegurar el cumplimiento de las normas locales relacionadas con la gestión de registros médicos.

La implementación de HCE en una UMO puede mejorar significativamente la calidad de la atención, la eficiencia del flujo de trabajo y la accesibilidad a la información clínica. Es fundamental contar con un plan de respaldo adecuado para las HCE para garantizar la seguridad y disponibilidad de los datos.

Recomendaciones

- ☺ **Evaluar las necesidades específicas de la UMO:** Considerar el tamaño de la unidad, el número de pacientes, el presupuesto disponible y la familiaridad del personal con la tecnología.
- ☺ Elegir un sistema de historias clínicas que sea fácil de usar y que se adapte a las necesidades de la UMO.
- ☺ Capacitar al personal en el uso del sistema de historias clínicas.
- ☺ Implementar un sistema de respaldo seguro y confiable para las historias clínicas.
- ☺ Realizar auditorías periódicas para verificar la calidad y la seguridad de las historias clínicas.

Riesgos de ciberataques en una UMO

- ☹ **Robo de información:** Los datos sensibles de los pacientes, como nombres, direcciones, información médica y financiera, pueden ser robados por piratas informáticos.
- ☹ **Acceso no autorizado:** Los ciberdelincuentes pueden acceder a las HCE sin autorización, lo que puede poner en riesgo la privacidad y la confidencialidad de la información de los pacientes.
- ☹ **Alteración de datos:** Los datos de las HCE pueden ser modificados o eliminados por piratas informáticos, lo que puede afectar la calidad de la atención al paciente.

☹ **Malware:** Los equipos de la UMO pueden ser infectados con malware que puede dañar los sistemas, robar información o interrumpir el funcionamiento de la unidad.

Medidas para mitigar los riesgos de ciberataques:

- ✓ **Seguridad del software:** Implementar un software de HCE con características de seguridad robustas como encriptación de datos, control de acceso y auditoría.
- ✓ **Seguridad del hardware:** Utilizar dispositivos seguros y actualizados con sistemas operativos y software antivirus actualizados.
- ✓ **Capacitación del personal:** Capacitar al personal en materia de seguridad informática, incluyendo el reconocimiento de correos electrónicos y sitios web sospechosos, el uso de contraseñas seguras y la protección de la información confidencial.
- ✓ **Políticas de seguridad:** Implementar políticas de seguridad que definan los roles y responsabilidades del personal en la gestión de la información y la seguridad de los sistemas.
- ✓ **Respaldos de datos:** Realizar respaldos regulares de la información de las HCE para garantizar su recuperación en caso de un ataque cibernético.
- ✓ **Plan de respuesta a incidentes:** Implementar un plan de respuesta a incidentes que defina las acciones a tomar en caso de un ciberataque.

Mitigación de riesgos orales en la tercera edad

Recomendaciones adicionales:

- ☺ **Mantenerse actualizado:** Mantenerse actualizado sobre las últimas amenazas de ciberseguridad y las mejores prácticas para la protección de datos.
- ☺ **Contar con un plan de recuperación de desastres:** Implementar un plan de recuperación de desastres que permita restaurar la operación de la UMO en caso de un evento que afecte los sistemas informáticos.
- ☺ **Realizar auditorías de seguridad:** Realizar auditorías de seguridad regulares para identificar y corregir vulnerabilidades en los sistemas informáticos.

Historia Clínica en Papel vs. Historia Clínica Electrónica para una Unidad Móvil Odontológica

Descripción	Tipo de Riesgo	Ventaja	Desventaja
Acceso a la información	Médico, Legal	- Acceso inmediato y simultáneo para el personal autorizado. - Facilita la interoperabilidad con otros sistemas de salud.	- Requiere acceso a internet o una red local. - Mayor riesgo de hackeos o pérdida de datos.
Legibilidad	Médico, Legal	- Mejora la legibilidad y claridad de la información. - Reduce el riesgo de errores de interpretación.	Requiere capacitación del personal para usar software. - Mayor dependencia de la tecnología.
Seguridad y almacenamiento	Médico, Legal	- Mayor seguridad y menor riesgo de pérdida o daño accidental. - Permite la creación de copias de seguridad.	- Costos de implementación y mantenimiento del sistema. - Riesgo de errores informáticos.

Descripción	Tipo de Riesgo	Ventaja	Desventaja
Eficiencia	Médico, Financiero	- Ahorro de tiempo en la búsqueda y gestión de la información. - Agiliza el flujo de trabajo en la unidad móvil.	- Curva de aprendizaje para el personal. - Posible resistencia al cambio.
Confidencialidad	Legal	- Mayor control sobre la accesibilidad a la información. - Reduce el riesgo de acceso no autorizado.	- Vulnerabilidad a ataques cibernéticos. - Riesgo de fuga de datos.
Costo	Financiero	- Reduce los costos de impresión, almacenamiento y envío de documentos. - Puede ser más económica a largo plazo.	- Costo inicial de implementación del sistema. - Costos de licencias y mantenimiento.
Disponibilidad	Médico	- La información está disponible en cualquier momento y lugar. - Facilita la atención a pacientes en zonas remotas.	- Dependencia de la energía eléctrica y la conectividad a internet. - Riesgo de interrupciones del servicio.
Evidencia legal	Legal	- Mayor validez legal como registro médico. - Reduce el riesgo de falsificación o alteración de la información.	- Posible dificultad para probar la autenticidad de los registros electrónicos. - Riesgo de errores en la transferencia de datos.

Consentimiento Informado en una UMO Digital vs. Físico

Característica	Consentimiento Digital	Consentimiento Físico
Formato	Archivo electrónico (PDF, Word, etc.)	Formulario impreso en papel
Firma	Firma electrónica con firma digital o biométrica	Firma manuscrita del paciente
Almacenamiento	Almacenamiento en la nube o en un sistema informático seguro	Almacenamiento físico en carpetas o archivadores
Acceso	Fácil acceso y consulta por parte del paciente y el personal sanitario	Acceso limitado al personal que tiene acceso físico a los archivos
Costo	Menor costo inicial, pero puede requerir inversión en software y hardware	Mayor costo inicial de impresión y almacenamiento
Eficiencia	Ahorra tiempo en el proceso de consentimiento	Puede ser más lento y tedioso
Legibilidad	Puede ser más legible en una pantalla que en papel	Puede ser más difícil de leer para personas con problemas de visión
Seguridad	Menor riesgo de pérdida o falsificación	Mayor riesgo de pérdida, robo o falsificación
Impacto ambiental	Menor impacto ambiental al no usar papel	Mayor impacto ambiental al usar papel y tinta

Diseño del espacio de trabajo

El diseño de una unidad móvil odontológica (UMO) debe considerar una serie de factores clave para garantizar la funcionalidad, la eficiencia, la seguridad y la comodidad tanto del personal como de los pacientes.

Aspectos Claves del Diseño:

1. Espacio y Distribución:

- **Optimización del espacio:** Maximizar el uso del espacio disponible mediante una distribución eficiente de las áreas de trabajo.
- **Zonificación clara:** Delimitar áreas para diferentes funciones: clínica, recepción, esterilización, almacenamiento y descanso.
- **Flujo de trabajo eficiente:** Diseñar un flujo de trabajo que minimice el movimiento innecesario del personal y los pacientes.

2. Equipamiento y Mobiliario:

- **Selección adecuada:** Elegir equipos y mobiliario odontológico de alta calidad, ergonómico y adaptable a las necesidades específicas.
- **Ergonomía:** Asegurar la comodidad del personal durante la atención odontológica mediante una adecuada disposición del equipo y la altura de las superficies de trabajo.
- **Almacenamiento eficiente:** Implementar soluciones de almacenamiento para materiales, insumos y equipos que optimicen el espacio disponible.

3. Iluminación y Ventilación:

- **Iluminación adecuada:** Combinar luz natural y artificial para garantizar una iluminación óptima en las áreas de trabajo.

- **Ventilación eficiente:** Implementar un sistema de ventilación que asegure un ambiente fresco y libre de contaminantes.

4. Seguridad y Accesibilidad:

- **Superficies fáciles de limpiar:** Utilizar materiales lisos y no porosos en las superficies para facilitar la limpieza y desinfección.
- **Protocolos de higiene:** Implementar protocolos estrictos de higiene y desinfección para prevenir infecciones.
- **Seguridad del paciente:** Asegurar un entorno seguro para los pacientes mediante la correcta instalación de equipos y la prevención de riesgos.
- **Accesibilidad:** El diseño debe ser accesible para personas con discapacidad.

5. Adaptabilidad y Sostenibilidad:

- **Adaptabilidad:** El espacio debe ser adaptable a diferentes necesidades y configuraciones según los servicios que se brinden.
- **Mantenimiento:** Considerar la facilidad de mantenimiento y reparación del equipamiento y las instalaciones.
- **Sostenibilidad:** Implementar medidas para minimizar el impacto ambiental de la UMO, como el uso de energías renovables y materiales ecológicos.

Consideraciones adicionales:

- **Cultura local:** Adaptar el diseño a las necesidades y preferencias culturales de la comunidad donde se prestará el servicio.
- **Presupuesto:** Considerar el presupuesto disponible para el diseño, la construcción y el equipamiento de la UMO.
- **Regulaciones locales:** Asegurar el cumplimiento de las normas y regulaciones locales relacionadas con la operación de clínicas odontológicas.

Ejemplos de diseños exitosos:

- **Clínica Odontológica Móvil Sonrisas Colgate:** Diseño modular que permite adaptar la clínica a diferentes espacios.
- **Unidad Móvil Odontológica de la Universidad de Chile:** Diseño compacto y funcional que optimiza el espacio disponible.

Tabla de Materiales para la Fabricación de una Unidad Móvil Odontológica

Esta tabla es solo una guía y puede variar según las necesidades específicas de la unidad móvil odontológica. Se recomienda consultar con un profesional en la materia para obtener asesoramiento específico.

Los precios indicados en la tabla son de referencia y pueden variar según el proveedor y el lugar.

Mitigación de riesgos orales en la tercera edad

Tipo de Área	Elemento del Área	Medidas (m)	Tipo de Materiales	Precio (USD)	Norma que Aplica
Exterior	Chasis	8.00 x 2.50 x 3.00	Acero inoxidable	10,000	ISO 1496:2013
	Revestimiento exterior	8.00 x 2.50 x 3.00	Paneles de aluminio composite	5,000	ISO 1496:2013
	Puertas	2.00 x 1.00	Aluminio anodizado	1,000	ISO 1496:2013
	Ventanas	1.00 x 0.50	Vidrio templado	500	ISO 1496:2013
	Sellador	8.00 x 2.50 x 3.00	Silicona	200	ISO 1496:2013
Interior	Suelo	8.00 x 2.50	Vinilo resistente	1,000	ISO 1496:2013
	Paredes	8.00 x 2.50	Paneles de PVC	2,000	ISO 1496:2013
	Techo	8.00 x 2.50	Paneles de aluminio composite	1,500	ISO 1496:2013
	Iluminación	8.00 x 2.50	Lámparas LED	500	ISO 1496:2013
Mobiliario	Sillón odontológico	1.00 x 1.00 x 2.00	Cuero sintético	2,000	ISO 7494:2013
	Gabinete dental	1.00 x 0.50 x 1.50	Acero inoxidable	1,500	ISO 7494:2013
	Mesa auxiliar	0.50 x 0.50 x 1.00	Acero inoxidable	500	ISO 7494:2013
	Espejo dental	0.50 x 0.50	Vidrio templado	200	ISO 7494:2013
Equipo	Compresor dental	0.50 x 0.50 x 1.00	Acero inoxidable	1,000	ISO 7494:2013
	Unidad de succión	0.50 x 0.50 x 1.00	Acero inoxidable	500	ISO 7494:2013
	Rayos X portátil	0.50 x 0.50 x 0.50	Plomo y aluminio	3,000	ISO 9001:2015
Herramientas	Instrumental odontológico	-	Acero inoxidable	1,000	ISO 7494:2013
	Esterilizador	0.50 x 0.50 x 0.50	Acero inoxidable	500	ISO 13485:2016
Materiales de consumo	Guantes	-	Látex	100	-

Tipo de Área	Elemento del Área	Medidas (m)	Tipo de Materiales	Precio (USD)	Norma que Aplica
	Mascarillas	-	Polipropileno	50	-
	Gasas	-	Algodón	25	-
Tornillos	Tornillos para chapa	-	Acero inoxidable	50	-
	Tornillos para madera	-	Acero inoxidable	50	-

Limitaciones técnicas

Espacio:

- El espacio dentro de una Unidad Móvil Odontológica es limitado, lo que puede dificultar la organización y el flujo de trabajo.
- Puede que no haya espacio suficiente para ofrecer todos los servicios odontológicos de una clínica dental tradicional.

Equipamiento:

- El equipamiento odontológico puede ser voluminoso y pesado, lo que puede dificultar su instalación y transporte en una **unidad móvil odontológica**.
- Puede que no se pueda instalar el mismo equipamiento que se encuentra en una clínica dental tradicional por las limitaciones de espacio y peso.

Suministros:

- El almacenamiento de suministros puede ser un desafío en una Unidad Móvil Odontológica debido al espacio limitado.
- Quizá haya que reabastecer los suministros con más frecuencia que en una clínica dental tradicional.

Mantenimiento:

- El mantenimiento de la Unidad Móvil Odontológica puede ser complejo y costoso, especialmente si se requiere la reparación de equipos especializados.

Personal:

- La contratación y el mantenimiento de personal calificado puede ser un desafío, especialmente en áreas rurales o con acceso limitado a profesionales de la odontología.

Regulaciones:

- Es posible que existan regulaciones específicas que deban cumplirse para operar un Unidad Móvil Odontológica, lo que puede aumentar los costos y la complejidad del proyecto.

Conectividad:

- El acceso a internet y a una fuente de alimentación eléctrica puede ser un desafío en áreas remotas.

Clima:

- Las condiciones climáticas extremas pueden afectar el funcionamiento de la Unidad Móvil Odontológica, como las temperaturas elevadas o bajas, la humedad o la lluvia.

Seguridad:

- Es importante garantizar la seguridad del personal y de los pacientes en una Unidad Móvil Odontológica, lo que puede requerir medidas adicionales como cámaras de seguridad o sistemas de alarma.

A pesar de estas limitaciones, las unidades móviles odontológicas pueden ser una herramienta eficaz para mejorar la salud bucal de las comunidades con acceso limitado a la atención odontológica.

Es importante tener en cuenta estas limitaciones al planificar y operar una Unidad Móvil Odontológica y desarrollar estrategias para mitigarlas.

Logística de Aprovisionamiento para una unidad móvil odontológica

La logística de aprovisionamiento para una Unidad Móvil Odontológica es crucial para su funcionamiento eficiente y continuo. Abordaremos el suministro de electricidad, agua y otros elementos necesarios, considerando las características móviles de la unidad.

Electricidad:

- **Generador portátil:** Fuente principal de energía, con capacidad suficiente para alimentar los equipos odontológicos, la iluminación y la climatización.
- **Combustible:** Almacenamiento seguro y eficiente del combustible para el generador.

- **Paneles solares:** Opción para generar energía renovable, complementando o reemplazando al generador en algunos casos.
- **Baterías de respaldo:** Asegurar la continuidad del servicio en caso de interrupciones en el suministro eléctrico.

Agua:

- **Tanques de almacenamiento:** Reservar agua potable y no potable para diferentes usos (odontológicos, limpieza, higiene).
- **Sistema de filtración:** Garantizar la calidad del agua potable para consumo humano y uso en los equipos odontológicos.
- **Desagüe y tratamiento de aguas residuales:** Implementar un sistema adecuado para la eliminación segura de las aguas residuales.

Otros elementos:

- **Materiales odontológicos:** Insumos, instrumental y equipos odontológicos necesarios para la atención, incluyendo su almacenamiento y control de inventario.
- **Medicamentos y productos de higiene:** Suministros para la atención odontológica, incluyendo anestésicos, antisépticos y materiales de profilaxis.
- **Repuestos y herramientas:** Kit de mantenimiento y reparación para eventuales necesidades.

- **Equipamiento de protección personal:** Ropa, mascarillas, guantes y otros elementos para la seguridad del personal.
- **Comunicaciones:** Equipos de comunicación (teléfonos, radios) para la coordinación interna y externa.
- **Elementos de limpieza:** Productos y herramientas para la limpieza y desinfección de la Unidad Móvil Odontológica.

Planificación y gestión:

- **Establecer un plan de aprovisionamiento:** Definir necesidades, proveedores, rutas de abastecimiento, frecuencia de pedidos y almacenamiento.
- **Control de inventario:** Monitorear el stock de insumos, materiales y productos para asegurar su disponibilidad.
- **Gestión de residuos:** Implementar un sistema adecuado para la clasificación, almacenamiento y eliminación de residuos.
- **Mantenimiento preventivo:** Asegurar el correcto funcionamiento de los equipos e instalaciones de la unidad móvil odontológica.
- **Capacitación del personal:** Instruir al personal en la logística de aprovisionamiento, incluyendo manejo de equipos, almacenamiento y control de inventario.

Consideraciones adicionales:

- **Accesibilidad a los suministros:** Asegurar la facilidad de acceso y descarga de los suministros en diferentes ubicaciones.

- **Adaptación a las condiciones locales:** Considerar las características del entorno (clima, disponibilidad de recursos) para la planificación logística.
- **Normativa y regulaciones:** Cumplir con las normas locales y nacionales relacionadas con el almacenamiento, transporte y uso de los diferentes elementos.

La logística de aprovisionamiento es fundamental en el éxito de una unidad móvil odontológica UMO. Una planificación adecuada, la gestión eficiente de los recursos y la adaptación a las condiciones locales son claves para garantizar el funcionamiento continuo y la calidad de la atención odontológica.

Presupuesto y financiamiento

El presente presupuesto detalla los costos para la construcción y puesta en marcha de una Unidad Móvil Odontológica para servicios de odontología y reconstrucción oral. Se incluyen los costos de materiales, mano de obra, equipamiento, suministros y otros rubros relevantes. *Estos costos son estimados y pueden estar incompletos*

Rubro	Descripción	Cantidad	Costo Unitario (USD)	Costo Total (USD)
Construcción de la unidad móvil odontológica				
Chasis y estructura	Remolque con dimensiones adecuadas para la clínica	1	20,000	20,000
Aislamiento térmico y acústico	Materiales para garantizar un ambiente confortable	1	5,000	5,000
Revestimientos interiores	Materiales resistentes y fáciles de limpiar	1	3,000	3,000
Puertas y ventanas	Puertas de acceso y ventanas para ventilación	4	1,000	4,000
Instalaciones eléctricas	Cableado, tomas de corriente e iluminación	1	2,000	2,000
Instalaciones de agua y desagüe	Tanques, tuberías y sistema de desagüe	1	3,000	3,000
Equipamiento Odontológico				
Sillas odontológicas	2 unidades con todos los instrumentos básicos	2	10,000	20,000
Compresor de aire	Equipo para el funcionamiento de las unidades odontológicas	1	2,000	2,000
Rayos X dental	Equipo portátil para radiografías dentales	1	5,000	5,000

Rubro	Descripción	Cantidad	Costo Unitario (USD)	Costo Total (USD)
Instrumental odontológico	Kit completo de instrumentos para diferentes procedimientos	1	3,000	3,000
Esterilizador	Autoclave para la esterilización del instrumental	1	2,000	2,000
Mobiliario	Muebles para almacenamiento, recepción y sala de espera	1	4,000	4,000
Suministros y Materiales				
Insumos odontológicos	Materiales para procedimientos odontológicos (anestésicos, composites, etc.)	1	2,000	2,000
Medicamentos	Medicamentos básicos para el manejo del dolor y la infección	1	1,000	1,000
Productos de higiene	Jabón, toallas, desinfectante de manos	1	500	500
Otros Gastos				
Permisos y licencias	Obtención de permisos para operar la clínica móvil	1	1,000	1,000
Seguro contra riesgos	Cobertura para la unidad móvil odontológica, el equipo y el personal	1	2,000	2,000
Capacitación del personal	Entrenamiento en el manejo del equipamiento y los protocolos de atención	1	1,000	1,000
Marketing y promoción	Difusión de los servicios de la clínica móvil	1	1,000	1,000

ROI

El Retorno de la Inversión (ROI) de una unidad móvil odontológica (UMO) puede variar significativamente, dependiendo de diversos factores como:

Factores que afectan el ROI:

- **Costo de la UMO:** El precio de la unidad varía según el tamaño, el equipamiento y la marca.

- **Costos operativos:** Incluyen combustible, mantenimiento, personal, suministros y alquiler del espacio.
- **Ingresos:** Dependen del número de pacientes atendidos, los servicios prestados y las tarifas cobradas.
- **Financiamiento:** La forma de financiamiento (préstamo, leasing, etc.) impacta el ROI.
- **Ubicación:** La demanda de servicios odontológicos y la competencia en la zona influyen en el ROI.
- **Eficiencia:** Optimizar la gestión de la UMO aumenta el ROI.

Rango de ROI:

El ROI de una UMO puede ser **positivo, negativo o nulo**. Es difícil establecer un valor único, ya que cada caso es particular. Algunos estudios reportan un ROI anual entre **10% y 30%**, pero este rango puede variar considerablemente.

Ejemplo

Suponiendo una inversión inicial de **$100,000**, costos operativos anuales de **$50,000** e ingresos anuales de **$80,000**, el ROI anual sería:

ROI = (Ingresos - Costos) / Inversión inicial
ROI = ($80,000 - $50,000) / $100,000 = 0.3 o 30%
En este ejemplo, el ROI anual sería del 30%.

Para obtener un ROI positivo, se debe

- Minimizar los costos operativos.

- Maximizar la eficiencia de la UMO.
- Cobrar tarifas justas por los servicios.
- Atraer y fidelizar a los pacientes.

Evaluar el ROI:

Es crucial realizar un análisis financiero detallado antes de invertir en una UMO. Este análisis debe considerar los costos, los ingresos y el ROI proyectado.

Operaciones y Gestión

Personal calificado y capacitado

Protocolos de atención odontológica en una Unidad Móvil Odontológica

Los protocolos son esenciales para garantizar la seguridad, la eficiencia y la calidad de la atención en una **unidad móvil odontológica**. Estos documentos establecen instrucciones paso a paso para diversas tareas y procedimientos, desde la limpieza y desinfección de la Unidad Móvil Odontológica hasta la atención al paciente y el manejo de residuos.

Lista de protocolos

1. **Protocolos de limpieza y desinfección:**

- **Limpieza diaria de la unidad móvil odontológica:** Este protocolo describe cómo limpiar y desinfectar todas las superficies de la Unidad Móvil Odontológica al final de cada jornada.
- **Desinfección de alto nivel del equipo odontológico:** Este protocolo describe cómo desinfectar el equipo odontológico después de cada uso.

- **Manejo de residuos biomédicos:** Este protocolo describe cómo manejar y eliminar de forma segura los residuos biomédicos generados en la unidad móvil odontológica.

2. **Protocolos de atención al paciente:**

    - **Evaluación inicial del paciente:** Este protocolo describe cómo realizar una evaluación inicial completa del paciente, incluyendo su historial médico y dental.
    - **Toma de radiografías dentales:** Este protocolo describe cómo tomar radiografías dentales de forma segura y eficaz.
    - **Realización de procedimientos odontológicos:** Este protocolo describe los pasos a seguir para realizar diversos procedimientos odontológicos, como limpiezas, obturaciones, extracciones y exodoncias.
    - **Manejo de urgencias odontológicas:** Este protocolo describe cómo manejar las urgencias odontológicas que puedan surgir en la unidad móvil odontológica.

3. **Protocolos de gestión:**

    - **Mantenimiento de la unidad móvil odontológica:** Este protocolo describe cómo mantener la Unidad Móvil Odontológica en buen estado de funcionamiento.
    - **Gestión de inventario:** Este protocolo describe cómo gestionar el inventario de suministros y materiales odontológicos.

Mitigación de riesgos orales en la tercera edad

- **Registro de datos:** Este protocolo describe cómo registrar los datos de los pacientes y la atención brindada.

4. Protocolos de seguridad:

- **Prevención de incendios:** Este protocolo describe las medidas para prevenir incendios en la unidad móvil odontológica.
- **Manejo de emergencias:** Este protocolo describe cómo responder a emergencias que puedan ocurrir en la unidad móvil odontológica.
- **Seguridad del personal y de los pacientes:** Este protocolo describe las medidas para garantizar la seguridad del personal y de los pacientes en la unidad móvil **odontológico**.

Es importante adaptar estos protocolos a las necesidades específicas de la Unidad Móvil Odontológica y a las regulaciones locales.

Recomendaciones

- ☺ Desarrollar los protocolos en colaboración con un odontólogo especialista en salud pública.
- ☺ Capacitar al personal de la Unidad Móvil Odontológica o en la implementación de los protocolos.
- ☺ Realizar auditorías periódicas para verificar el cumplimiento de los protocolos.
- ☺ Mantener los protocolos actualizados con las últimas recomendaciones y regulaciones.

La implementación de protocolos adecuados es fundamental para garantizar la calidad de la atención en un Unidad Móvil Odontológica proteger la salud del personal y de los pacientes

Programación de citas y visitas

Existen diferentes opciones para programar citas y visitas en un vagón odontológico

1. Sistema de reservas telefónico

- Se puede establecer un número de teléfono específico para la recepción de llamadas y la programación de citas.
- Es importante contar con personal capacitado para atender las llamadas y gestionar las citas de manera eficiente.
- Se pueden utilizar herramientas como agendas telefónicas o software de gestión de citas para facilitar la organización.

2. Sistema de reservas online

- Se puede crear un sitio web o una página web específica para el Unidad Móvil Odontológica donde los pacientes puedan programar sus citas en línea.
- Esta opción ofrece mayor flexibilidad y comodidad a los pacientes, ya que pueden programar sus citas en cualquier momento y desde cualquier lugar.
- Existen diferentes plataformas online que ofrecen soluciones para la gestión de citas, como Calendly®, Wix® o Google Calendar®.

3. Aplicación móvil:

- Se puede desarrollar una aplicación móvil específica para el Unidad Móvil Odontológica que permita a los pacientes programar sus citas, consultar información sobre los servicios que se ofrecen y recibir notificaciones sobre sus citas.
- Esta opción es ideal para pacientes que utilizan smartphones de forma habitual.
- El desarrollo de una aplicación móvil puede ser una inversión costosa, pero ofrece una experiencia más personalizada y completa para los pacientes.

4. Redes sociales:

- Se pueden utilizar las redes sociales como Facebook® o Instagram® para informar sobre los servicios que se ofrecen en el Unidad Móvil Odontológica y para recibir solicitudes de citas.
- Esta opción es gratuita y permite llegar a un público amplio, pero puede ser menos eficiente que otras opciones.

Independientemente del sistema que se elija, es importante:

- Definir un horario de atención claro y visible para los pacientes.
- Establecer un proceso para confirmar las citas con los pacientes.
- Llevar un registro de las citas y las visitas.
- Ser flexible si es necesario reprogramar una cita.

Recomendaciones:

- ☺ Considerar las necesidades y preferencias de la población objetivo a la hora de elegir un sistema de programación de citas.
- ☺ Utilizar un sistema que sea fácil de usar y que permita a los pacientes programar sus citas de forma rápida y sencilla.
- ☺ Capacitar al personal del Unidad Móvil Odontológica en el uso del sistema de programación de citas.
- ☺ Realizar un seguimiento de la satisfacción de los pacientes con el sistema de programación de citas.

La elección del sistema de programación de citas adecuado puede mejorar la eficiencia del Unidad Móvil Odontológica y facilitar el acceso a la atención odontológica para la población objetivo.

Gestión de registros y facturación

La gestión de registros y facturación en una unidad móvil odontológica (UMO) es un proceso fundamental para garantizar la eficiencia administrativa, el control financiero y la calidad de la atención. Implica la organización, el almacenamiento y la recuperación de la información clínica y financiera de los pacientes, así como la emisión de facturas y la gestión de cobros.

1. **Gestión de Registros**

- **Historias clínicas:** Recopilación, almacenamiento y actualización de la información clínica de los pacientes, incluyendo datos personales, historial médico, diagnóstico, tratamiento y evolución.

Mitigación de riesgos orales en la tercera edad

- **Consentimientos informados:** Obtención del consentimiento firmado de los pacientes antes de realizar cualquier procedimiento odontológico.
- **Registros de inventario:** Control del stock de suministros, materiales y medicamentos utilizados en la UMO.
- **Registros de mantenimiento:** Seguimiento del mantenimiento preventivo y correctivo del equipo odontológico.

2. Facturación

- **Emisión de facturas:** Generación de facturas detalladas que incluyan la descripción de los servicios prestados, los materiales utilizados y el precio total.
- **Gestión de cobros:** Seguimiento y cobro de los pagos de los pacientes, incluyendo efectivo, tarjetas de crédito y débito, y seguros dentales.
- **Conciliación bancaria:** Verificación y conciliación de los pagos recibidos con los registros de la UMO.

Tecnologías para la Gestión

- **Software de gestión clínica:** Programas informáticos que permiten la digitalización de las historias clínicas, la gestión de citas, la facturación y el control de inventario.
- **Aplicaciones móviles:** Apps que facilitan la recolección de datos, la toma de fotos y la firma electrónica de documentos.
- **Lectores de código de barras:** Agilizan el proceso de inventario y facturación.

Beneficios de una Gestión Eficaz

- **Mejora la calidad de la atención:** Facilita el acceso a la información clínica de los pacientes y la toma de decisiones.
- **Optimiza la eficiencia administrativa:** Reduce el tiempo dedicado a tareas administrativas y mejora la organización de la UMO.
- **Asegura el control financiero:** Permite un seguimiento preciso de los ingresos y gastos, y facilita la elaboración de informes financieros.
- **Fortalece la transparencia:** Brinda información clara y precisa a los pacientes sobre los servicios prestados y los costos asociados.

Desafíos Comunes

- **Acceso a internet:** La UMO debe contar con una conexión a internet confiable para utilizar software de gestión y realizar cobros electrónicos.
- **Capacitación del personal:** El personal debe estar capacitado en el uso de las tecnologías de gestión y en los procedimientos administrativos.
- **Seguridad de la información:** Es fundamental proteger la información confidencial de los pacientes contra el acceso no autorizado.

Recomendaciones

- Implementar un sistema de gestión de registros y facturación adecuado a las necesidades de la UMO.
- Capacitar al personal en el uso de las tecnologías de gestión y en los procedimientos administrativos.

- Garantizar la seguridad de la información confidencial de los pacientes.
- Realizar auditorías periódicas para evaluar la eficacia del sistema de gestión.

La gestión de registros y facturación es un componente esencial para el éxito de una UMO. Un sistema eficaz permite mejorar la calidad de la atención, optimizar la eficiencia administrativa, asegurar el control financiero y fortalecer la transparencia.

Marketing y promoción del servicio

¿Qué es?

El marketing y la promoción son estrategias esenciales para dar a conocer los servicios de una UMO a la población objetivo y aumentar la demanda de atención odontológica.

Objetivos

- **Informar:** Comunicar a la comunidad sobre la existencia de la UMO, los servicios que ofrece y sus beneficios.
- **Educar:** Concientizar sobre la importancia de la salud bucal y la prevención de enfermedades.
- **Atraer:** Motivar a las personas a utilizar los servicios de la UMO.
- **Fidelizar:** Generar confianza y satisfacción en los pacientes para que continúen utilizando los servicios de la UMO.

Estrategias

1. Publicidad

- **Medios tradicionales:** Utilizar radio, televisión, prensa y vallas publicitarias para llegar a un público amplio.
- **Medios digitales:** Implementar campañas en redes sociales, página web y correo electrónico para llegar a un público más segmentado.
- **Materiales impresos:** Folletos, dípticos, posters y tarjetas de presentación para distribuir en la comunidad.

2. Eventos y actividades

- **Jornadas de salud bucal:** Ofrecer charlas informativas, talleres prácticos y exámenes gratuitos en escuelas, centros comunitarios y eventos públicos.
- **Promociones especiales:** Descuentos, paquetes de servicios y programas de financiamiento para atraer a nuevos pacientes.
- **Visitas a escuelas y comunidades:** Brindar charlas educativas sobre la salud bucal a niños, jóvenes y adultos.

3. Relaciones con la comunidad

- **Colaboración con entidades locales:** Trabajar en conjunto con centros de salud, escuelas, asociaciones de vecinos y otras organizaciones para promover la salud bucal.

- **Participación en eventos comunitarios:** Participar en ferias de salud, eventos deportivos y otras actividades para dar a conocer la UMO.
- **Programa de voluntarios:** Involucrar a estudiantes de odontología, profesionales de la salud y otros voluntarios en las actividades de la UMO.

4. **Fidelización de pacientes**

- **Atención personalizada:** Brindar un trato amable, cordial y profesional a cada paciente.
- **Seguimiento de los pacientes:** Contactar a los pacientes después de su cita para verificar su estado y ofrecerles nuevos servicios.
- **Programa de referidos:** Incentivar a los pacientes a recomendar la UMO a sus familiares y amigos.

5. **Medición del impacto**

- **Monitorear los resultados:** Evaluar el impacto de las estrategias de marketing y promoción mediante indicadores como el número de pacientes atendidos, los ingresos generados y la satisfacción de los pacientes.
- **Ajustar las estrategias:** Realizar ajustes en las estrategias de marketing y promoción en función de los resultados obtenidos.

Recomendaciones

- **Definir el público objetivo:** Identificar las características de la población a la que se quiere llegar con los servicios de la UMO.

- **Desarrollar un mensaje claro y atractivo:** Comunicar los beneficios de la UMO de manera fácil de entender y que motive a las personas a usar sus servicios.
- **Utilizar una variedad de canales de comunicación:** Combinar diferentes estrategias para llegar a un público más amplio.
- **Medir el impacto de las estrategias:** Evaluar los resultados de las acciones de marketing y promoción para optimizar el uso de los recursos.

El marketing y la promoción son herramientas fundamentales para el éxito de una UMO. Implementar estrategias efectivas de marketing y promoción permitirá aumentar la demanda de atención odontológica, mejorar la salud bucal de la población y contribuir al desarrollo de la comunidad.

Impacto y Sostenibilidad

Evaluación del impacto en la salud bucal de las personas mayores

La salud bucal en las personas mayores es un tema complejo que va más allá de la simple ausencia de caries o enfermedades periodontales. Su impacto en la salud general, el bienestar social y la sostenibilidad es significativo, con repercusiones en el logro de los Objetivos de Desarrollo Sostenible (ODS).

Impacto en la Salud General

- **Nutrición:** La dificultad para masticar y deglutir puede afectar la ingesta de alimentos nutritivos, derivando en desnutrición y anemia.
- **Enfermedades:** La mala salud bucal se asocia a enfermedades cardíacas, diabetes, enfermedades respiratorias y osteoporosis.
- **Discapacidad:** La pérdida de dientes y la enfermedad periodontal pueden afectar el habla, la deglución y la fonación, limitando la capacidad para realizar actividades básicas.

Impacto en el Bienestar Social

- **Autoestima:** La mala salud bucal puede afectar la autoestima y la imagen personal, generando sentimientos de vergüenza e inseguridad.
- **Aislamiento social:** La dificultad para sonreír o hablar puede llevar al aislamiento social y la depresión.
- **Calidad de vida:** La mala salud bucal puede afectar negativamente la calidad de vida y el bienestar general de las personas mayores.

Relación con la Sostenibilidad

- **Costos económicos:** La atención a las enfermedades bucales en personas mayores representa un costo significativo para los sistemas de salud.
- **Recursos humanos:** La formación de profesionales de la salud bucal y la atención a personas mayores requiere una inversión en recursos humanos.
- **Acceso a la atención:** La falta de acceso a la atención odontológica preventiva y curativa puede aumentar la incidencia de enfermedades bucales en las personas mayores.

Objetivos de Desarrollo Sostenible

ODS 3 Salud y Bienestar

La salud bucal es un componente esencial de la salud y el bienestar general, siendo apoyado por la utilización de una unidad móvil odontológica para la atención de pacientes de la tercera edad.

Mitigación de riesgos orales en la tercera edad

ODS 10 Reducción de las Desigualdades

Las desigualdades en el acceso a la atención odontológica pueden aumentar la brecha entre ricos y pobres.

La utilización de una unidad móvil odontológica para la atención de pacientes de la tercera edad contribuye al logro del ODS 10: Reducción de las Desigualdades, específicamente a las siguientes metas

- Meta 10.1 **Lograr progresivamente, a más tardar en 2030, el pleno empleo y un trabajo decente para todos, incluidas las mujeres y los jóvenes, y las personas con discapacidad, y aumentar considerablemente la productividad del trabajo.**
La unidad móvil odontológica puede contribuir a esta meta:

Mejorando la salud bucodental de la tercera edad, lo que puede aumentar su capacidad para trabajar y participar en la vida económica.

Creando empleos para odontólogos, higienistas dentales y otros profesionales de la salud.

- Meta 10.2 Potenciar y promover la inclusión social, económica y política de todos, independientemente de la edad, el sexo, la discapacidad, la raza, la etnia, el origen, la religión o la condición económica u otra.

Recomendaciones

☺ Implementar programas de promoción de la salud bucal en personas mayores.

- ☺ Fortalecer la formación de profesionales de la salud bucal en geriatría.
- ☺ Mejorar el acceso a la atención odontológica preventiva y curativa para personas mayores.
- ☺ Realizar investigaciones sobre el impacto de la salud bucal en la salud general, el bienestar social y la sostenibilidad.

Replicación del modelo en otras comunidades

La implementación de Unidades Móviles Odontológicas (UMO) ha demostrado ser una estrategia efectiva para ampliar el acceso a la atención odontológica en poblaciones rurales, remotas y de bajos recursos. La replicabilidad de este modelo en otras comunidades y pueblos de los Estados Unidos depende de varios factores clave.

Factores Clave para la Replicación

1. Evaluación de Necesidades

Análisis de la comunidad: Realizar un estudio socioeconómico y de salud bucal para determinar las necesidades específicas de la población objetivo.

Identificación de las brechas: Evaluar la disponibilidad de servicios odontológicos en la comunidad, incluyendo la distancia a las clínicas dentales, el transporte y los costos.

2. Planificación y Diseño

Adaptación del modelo: Adaptar el diseño y la configuración de la UMO a las características de la comunidad y las necesidades identificadas.

Selección de equipamiento: Elegir equipos odontológicos portátiles y de alta calidad que se ajusten al espacio disponible en la UMO.

3. Financiamiento y Sostenibilidad

Búsqueda de financiación: Explorar diversas fuentes de financiamiento, como subvenciones públicas, donaciones privadas, alianzas con empresas y programas de responsabilidad social.

Gestión eficiente: Implementar estrategias para optimizar los recursos financieros, incluyendo la planificación de rutas, el control de costos y la gestión de inventarios.

4. Recursos Humanos

Capacitación del personal: Brindar capacitación específica al personal odontológico y auxiliar en atención a poblaciones vulnerables, manejo de equipos portátiles y gestión de la UMO.

Reclutamiento y selección: Contratar personal calificado y comprometido con la atención odontológica en comunidades rurales.

5. Colaboración y Alianzas:

Establecer alianzas: Colaborar con entidades locales como gobiernos, centros de salud, escuelas y organizaciones comunitarias.

Trabajo en equipo: Fomentar la colaboración entre diferentes profesionales de la salud para ofrecer una atención integral.

6. Evaluación y Monitoreo:

Establecer indicadores: Definir indicadores clave de desempeño para evaluar la eficiencia y eficacia de la UMO.

Seguimiento continuo: Implementar un sistema de seguimiento y evaluación para identificar áreas de mejora y optimizar la operación de la UMO.

Consideraciones Adicionales:

Adaptación cultural: Adaptar los servicios y la comunicación a las características culturales y lingüísticas de la comunidad.

Promoción y sensibilización: Implementar campañas de sensibilización sobre la importancia de la salud bucal.

Supervisión y control de calidad: Asegurar la calidad de la atención odontológica brindada en la UMO.

La replicabilidad de un modelo de UMO en otras comunidades y pueblos es viable mediante una planificación adecuada, la identificación de necesidades, la búsqueda de financiación, la formación de personal, la colaboración con entidades locales y la evaluación continua. El éxito de la odontología móvil depende del compromiso de diversos actores para brindar acceso a la atención odontológica a las poblaciones más desfavorecidas.

Aporte a la investigación y desarrollo de la odontología móvil

La odontología móvil, a través de unidades móviles odontológicas (UMO), ha demostrado ser una estrategia eficaz para ampliar el acceso a la atención odontológica en poblaciones rurales, remotas y de escasos recursos. Sin embargo, la investigación y desarrollo en este campo aún es incipiente, especialmente en lo que respecta a la construcción y puesta en marcha de estas unidades.

Un libro que revisa en detalle estos aspectos puede ofrecer un aporte significativo a la odontología móvil en las siguientes áreas:

1. Diseño y Construcción:

Optimización del espacio: El libro puede analizar estrategias para aprovechar al máximo el espacio limitado de una unidad móvil odontológico, considerando la distribución de áreas de trabajo, almacenamiento y circulación.

Materiales y equipamiento: Se pueden evaluar diferentes materiales y equipos odontológicos para su uso en *UMO*, considerando su resistencia, durabilidad, portabilidad y eficiencia energética.

Normativa y seguridad: El libro puede analizar la normativa específica para la construcción de UMO, incluyendo aspectos de seguridad, higiene y accesibilidad para personas con discapacidad.

2. Puesta en Marcha y Operaciones

Logística y gestión: Se pueden describir estrategias para la gestión eficiente de las UMO, incluyendo la planificación de rutas, el abastecimiento de insumos, la gestión de citas y la coordinación con el personal de salud.

Capacitación del personal: El libro puede abordar la formación y capacitación del personal odontológico y auxiliar para trabajar en UMO, incluyendo habilidades específicas para la atención en poblaciones vulnerables.

Teleodontología y tecnologías de la información: Se pueden explorar las posibilidades de la teleodontología y otras tecnologías de la información para mejorar la eficiencia y el alcance de la atención odontológica en *UMO*.

3. Sostenibilidad y Escalabilidad

Modelos de financiamiento: El libro puede analizar diferentes modelos de financiamiento para la operación de UMO, incluyendo la participación de entidades públicas, privadas y de la sociedad civil.

Evaluación del impacto: Se pueden describir estrategias para evaluar el impacto de las UMO en la salud bucal de las poblaciones objetivo, incluyendo indicadores de acceso, calidad y satisfacción.

Replicación y escalabilidad: El libro puede ofrecer recomendaciones para la replicación y escalabilidad del modelo de UMO en diferentes contextos socioeconómicos y culturales.

Impacto y Beneficios:

Revise en profundidad los aspectos de construcción y puesta en marcha de una Unidad Móvil Odontológica puede afectar el desarrollo de la odontología móvil. Entre los beneficios potenciales se encuentran:

Mejore el diseño y la construcción de UMO, haciéndolas más eficientes, seguras y adaptables a diferentes necesidades.

Optimice la gestión y operación de las UMO, aumentando su alcance y eficacia.

Promueve la sostenibilidad y escalabilidad del modelo de UMO, ampliando el acceso a la atención odontológica en poblaciones vulnerables.

Fomente la investigación y desarrollo en el campo de la odontología móvil, generando conocimiento y mejores prácticas.

Revise en detalle los aspectos de construcción y puesta en marcha de una Unidad Móvil Odontológica puede ser una herramienta valiosa para el desarrollo de la odontología móvil. Su impacto puede contribuir a mejorar la salud bucal de las poblaciones más desfavorecidas, promoviendo la equidad y el acceso universal a la atención odontológica.

Riesgos Asociados a la Gestión de una UMO

La gestión de una Unidad Móvil Odontológica (UMO) presenta diversos riesgos que deben ser identificados, evaluados y gestionados de forma eficaz para garantizar la seguridad del personal, los pacientes y la operación del mismo.

Tipos de Riesgos

1. Riesgos Operativos:

- **Averías del equipo:** Fallas en el funcionamiento del equipamiento odontológico, como las unidades dentales, el compresor de aire o el sistema de rayos X.
- **Problemas con el suministro eléctrico:** Interrupciones en el suministro eléctrico o fluctuaciones de voltaje que pueden afectar el funcionamiento del equipo.

- **Dificultades en el abastecimiento de agua:** Falta de agua potable o problemas con el sistema de agua de la unidad móvil odontológica.
- **Accidentes o lesiones:** Caídas, cortes u otros accidentes que puedan sufrir el personal o los pacientes durante la atención odontológica.
- **Daños a la unidad móvil odontológica:** Accidentes de tránsito, vandalismo o fenómenos naturales que pueden dañar la estructura o el equipamiento de la unidad móvil odontológica.

2. **Riesgos Sanitarios:**

- **Infecciones:** Transmisión de enfermedades contagiosas entre pacientes o del personal a los pacientes debido a prácticas inadecuadas de higiene y desinfección.
- **Reacciones alérgicas:** Reacciones a medicamentos o materiales utilizados en los procedimientos odontológicos.
- **Exposición a radiación:** Exposición excesiva a la radiación ionizante durante la toma de radiografías dentales.
- **Manejo inadecuado de residuos:** Riesgos de contaminación por el manejo incorrecto de residuos biomédicos y otros tipos de residuos.

3. **Riesgos Legales:**

- **Incumplimiento de normas:** Falta de cumplimiento de las normas y regulaciones locales relacionadas con la operación de clínicas odontológicas y la gestión de residuos.

- **Demandas por negligencia:** Reclamos por parte de pacientes que consideran que han recibido una atención odontológica inadecuada o que han sufrido daños como consecuencia de la misma.
- **Problemas con los seguros:** Dificultades para obtener o mantener pólizas de seguro que cubran los riesgos asociados a la operación de la unidad móvil odontológica.

4. Riesgos Financieros:

- **Costos operativos elevados:** Gastos en combustible, mantenimiento, reparaciones, suministros y personal que pueden afectar la rentabilidad de la unidad móvil odontológica.
- **Falta de financiación:** Dificultades para obtener financiación para la compra de la unidad móvil odontológica, el equipamiento y los costos operativos.
- **Bajos niveles de demanda:** Poca afluencia de pacientes por falta de promoción o por la ubicación de la unidad móvil odontológica.

Medidas para Mitigar los Riesgos

Las UMO operan en entornos diversos y desafiantes, por lo que es fundamental implementar medidas para mitigar los riesgos y garantizar la seguridad del personal, los pacientes y la operación en general.

Andrea Alexandra Beltrán Castro

Plan de Gestión de Riesgos para una Unidad Móvil Odontológica

Introducción:

La guía pretende establecer un plan de gestión de riesgos para una Unidad Móvil Odontológica (UMO), para prevenir, identificar, evaluar y controlar los posibles riesgos que surjan durante su operación.

1. Identificación de Riesgos:

a) Riesgos Operativos:

- Fallas en el equipo odontológico.
- Desabastecimiento de agua o electricidad.
- Accidentes o lesiones del personal o pacientes.
- Daños a la unidad móvil.
- Robos o hurtos.

b) Riesgos Sanitarios:

- Infecciones por inadecuadas prácticas de higiene.
- Reacciones alérgicas a medicamentos o materiales.
- Exposición a radiación ionizante.
- Manejo inadecuado de residuos biomédicos.

c) Riesgos Legales:

- Incumplimiento de normas y regulaciones.
- Demandas por negligencia médica.
- Problemas con los seguros.

d) Riesgos Financieros:

- Costos operativos elevados.
- Falta de financiación.
- Bajos niveles de demanda.

2. Evaluación de Riesgos:

a) Probabilidad: Estimar la probabilidad de que cada riesgo ocurra.

b) Impacto: Evaluar el impacto potencial de cada riesgo en la UMO, considerando la seguridad, la salud, la operación y las finanzas.

c) Priorización: Clasificar los riesgos según su probabilidad e impacto para determinar su prioridad de atención.

3. Control de Riesgos:

a) Medidas Preventivas

- Implementar un programa de mantenimiento preventivo para el equipo odontológico.
- Capacitar al personal en materia de seguridad, higiene, manejo de residuos y atención al paciente.
- Contar con un plan de emergencia para enfrentar situaciones imprevistas.
- Cumplir con todas las normas y regulaciones locales.

- Contratar pólizas de seguro que cubran los riesgos asociados a la operación de la UMO.

b) Medidas de Mitigación

- Implementar protocolos de higiene y desinfección estrictos.
- Utilizar materiales de alta calidad y con certificación.
- Brindar información clara y precisa a los pacientes sobre los riesgos y beneficios de los procedimientos odontológicos.
- Contar con un plan de comunicación efectivo para informar a la comunidad sobre los servicios de la UMO.

4. Monitoreo y Revisión

- Monitorear y evaluar la eficacia del plan de gestión de riesgos de forma regular.
- Revisar y actualizar el plan de gestión de riesgos al menos una vez al año o cuando se produzcan cambios en la operación de la UMO.

5. Responsabilidades

- Designar un responsable de la gestión de riesgos dentro de la UMO.
- Asegurar que todo el personal conozca y cumpla con el plan de gestión de riesgos.

Mitigación de Riesgos en la Capacitación del Personal de una Unidad Móvil Odontológica

La capacitación del personal de una Unidad Móvil Odontológica (UMO) es crucial para garantizar la calidad de la atención odontológica, la seguridad del paciente y el buen funcionamiento de la unidad. Sin embargo, la capacitación también presenta ciertos riesgos que deben ser mitigados.

- **Riesgos de aprendizaje:** Dificultades en la comprensión de los conceptos y habilidades por parte del personal.
- **Riesgos de transferencia:** Falta de aplicación práctica de los conocimientos y habilidades aprendidos en el contexto de la UMO.
- **Riesgos de seguridad:** Accidentes o lesiones durante las prácticas o la atención a pacientes.
- **Riesgos de desinformación:** Transmisión de información incorrecta o incompleta al personal.
- **Riesgos de obsolescencia:** Falta de actualización de los conocimientos y habilidades del personal frente a los avances tecnológicos y científicos.

Medidas para Mitigar los Riesgos

- **a) Diseño y planificación de la capacitación:**
    - **Evaluación de necesidades:** Identificar las necesidades específicas de capacitación del personal.

- **Definición de objetivos:** Establecer objetivos claros y específicos para la capacitación.
- **Selección de métodos:** Elegir métodos de capacitación adecuados a los objetivos, el contenido y las características del personal.
- **Preparación de materiales:** Desarrollar materiales de capacitación de alta calidad y actualizados.
- **Evaluación de la capacitación:** Medir la eficacia de la capacitación y realizar ajustes en caso necesario.
- b) Capacitación del personal:
  - **Selección de instructores:** Elegir instructores calificados y con experiencia en la temática de la capacitación.
  - **Promoción de un ambiente de aprendizaje positivo:** Fomentar la participación activa del personal y la resolución de dudas.
  - **Énfasis en la práctica:** Incluir actividades prácticas que permitan al personal aplicar los conocimientos y habilidades aprendidos.
  - **Supervisión y evaluación:** Monitorear el progreso del personal y brindar retroalimentación constructiva.
- c) Actualización y seguimiento:
  - **Implementación de un programa de actualización continua:** Asegurar que el personal se mantenga actualizado

en los últimos conocimientos y habilidades.
- **Seguimiento del desempeño:** Evaluar el desempeño del personal en el contexto de la UMO.
- **Identificación de necesidades de refuerzo:** Brindar capacitación adicional al personal que lo requiera.

Mitigación de Riesgos en el Mantenimiento Preventivo de una Unidad Móvil Odontológica:

El mantenimiento preventivo es crucial para garantizar el correcto funcionamiento de una Unidad Móvil Odontológica (UMO) y minimizar los riesgos asociados a su operación.

A continuación, se detallan estrategias para mitigar los riesgos más comunes:

- 1. Fallas en el Equipo Odontológico
  - **Realizar un programa de mantenimiento preventivo:**
    - Implementar un calendario de inspecciones y revisiones periódicas.
    - Seguir las recomendaciones del fabricante para el mantenimiento de cada equipo.
    - Registrar las actividades de mantenimiento y las observaciones realizadas.

- **Contar con personal calificado:**
  - Capacitar al personal en la inspección básica y el mantenimiento de los equipos.
  - Contratar técnicos especializados para reparaciones complejas.
  - Brindar formación continua al personal sobre las nuevas tecnologías y equipos.
- **Utilizar repuestos originales:**
  - Asegurar la calidad y compatibilidad de los repuestos utilizados.
  - Adquirir repuestos originales del fabricante o proveedores confiables.
  - Almacenar los repuestos en condiciones adecuadas para evitar su deterioro.

2. Desabastecimiento de agua o electricidad

- **Contar con un sistema de almacenamiento de agua:**
  - Instalar un tanque de agua con capacidad suficiente para la jornada laboral.
  - Implementar un sistema de purificación o filtración de agua.
  - Realizar un mantenimiento regular del sistema de almacenamiento.
- **Utilizar un generador eléctrico:**
  - Adquirir un generador con la capacidad adecuada para alimentar la UMO.
  - Realizar un mantenimiento preventivo regular del generador.

- Contar con un plan de abastecimiento de combustible para el generador.

3. Accidentes o Lesiones

- **Implementar medidas de seguridad:**
  - Capacitar al personal en materia de seguridad e higiene laboral.
  - Señalizar las áreas de riesgo dentro de la UMO.
  - Dotar al personal de equipo de protección personal adecuado.
  - Implementar un plan de emergencia para accidentes.
- **Realizar evaluaciones ergonómicas:**
  - Adaptar el espacio de trabajo para prevenir lesiones por esfuerzo repetitivo.
  - Brindar al personal pausas regulares para evitar la fatiga.
  - Capacitar al personal en técnicas de manejo manual de cargas.

4. Daños a la Unidad Móvil

- **Realizar inspecciones regulares:**
  - Revisar la estructura, el chasis y la carrocería de la UMO en busca de daños.
  - Verificar el estado de los neumáticos y la suspensión.
  - Realizar un mantenimiento preventivo del sistema eléctrico y mecánico.

- **Contratar un seguro:**
    - Obtener una póliza de seguro que cubra daños a la UMO por accidentes, robos o vandalismo.
    - Elegir una cobertura adecuada a las necesidades y riesgos de la UMO.
    - Mantener actualizada la póliza de seguro.

5. Robos o Hurtos

- **Implementar medidas de seguridad:**
    - Instalar un sistema de alarma en la UMO.
    - Asegurar las puertas y ventanas con cerraduras seguras.
    - Almacenar los equipos y materiales de valor en un lugar seguro.
    - Iluminar adecuadamente el área alrededor de la UMO.
- **Contar con un plan de emergencia:**
    - Establecer un protocolo de actuación en caso de robo o hurto.
    - Informar a las autoridades de manera inmediata.
    - Documentar el incidente y las pérdidas sufridas.

6. Infecciones

- **Implementar protocolos de higiene:**
    - Lavado de manos frecuente y adecuado del personal.

Mitigación de riesgos orales en la tercera edad

- Desinfección y esterilización de los equipos e instrumentos odontológicos.
- Uso de barreras de protección personal (guantes, mascarillas, etc.).
- Limpieza y desinfección regular de las superficies de la UMO.
- **Capacitar al personal:**
  - Brindar formación en materia de higiene y prevención de infecciones.
  - Actualizar al personal sobre las normas y protocolos de higiene.
  - Fomentar una cultura de seguridad y responsabilidad entre el personal.

7. Reacciones alérgicas

- **Realizar una evaluación previa al paciente:**
  - Preguntar al paciente sobre alergias a medicamentos o materiales.
  - Registrar la información en la historia clínica del paciente.
  - Tener a mano un kit de emergencia para tratar reacciones alérgicas.

8. Exposición a radiación ionizante

- Utilizar equipos de rayos X con protectores
- Chalecos plomados

Mitigación de Riesgos en el Cumplimiento de Normas de una Unidad Móvil Odontológica:

El cumplimiento de las normas y regulaciones es fundamental para la operación segura y eficiente de una Unidad Móvil Odontológica (UMO). Sin embargo, el cumplimiento puede ser un desafío debido a la complejidad de las normas y la naturaleza móvil de la UMO.

Estrategias para Mitigar los Riesgos:

1. Capacitación:

- Brindar capacitación al personal sobre las normas y regulaciones relevantes, incluyendo actualizaciones periódicas.
- Implementar un programa de formación continua en materia de higiene, seguridad y manejo de residuos.

2. Asesoramiento Profesional:

- Buscar el asesoramiento de profesionales especializados en el cumplimiento de normas sanitarias.
- Consultar con abogados para asegurar el cumplimiento de las regulaciones locales.

3. Documentación:

- Implementar un sistema de gestión documental para mantener registros actualizados de las licencias, permisos, pólizas de seguro y otros documentos relevantes.
- Asegurar que la UMO cuente con un manual de procedimientos que describa las prácticas y protocolos para el cumplimiento de las normas.

4. Inspecciones y Auditorías:

- Realizar inspecciones y auditorías internas regulares para identificar y corregir posibles incumplimientos.
- Implementar un sistema de autoevaluación para el seguimiento del cumplimiento de las normas.

5. Comunicación:

- Mantener una comunicación efectiva con las autoridades sanitarias para conocer las nuevas normas y regulaciones.
- Informar al personal sobre las responsabilidades individuales en el cumplimiento de las normas.

6. Planificación y Organización:

- Desarrollar un plan de acción para el cumplimiento de las normas, incluyendo objetivos, responsables y plazos.
- Implementar un sistema de control para asegurar que las medidas de mitigación se implementan de manera efectiva.

Mitigación de Riesgos en la Contratación de Seguros para una Unidad Móvil Odontológica

La contratación de seguros para una Unidad Móvil Odontológica (UMO) es una medida fundamental para mitigar los riesgos financieros y legales asociados a su operación.

Andrea Alexandra Beltrán Castro

1. **Riesgos a Cubrir:**

    - **Daños a la unidad móvil:**
        - Cobertura contra daños por accidentes, robos, vandalismo o fenómenos naturales.
    - **Responsabilidad civil:**
        - Protección contra demandas por negligencia médica o daños a terceros.
    - **Equipo odontológico:**
        - Cobertura contra daños o pérdida del equipo odontológico.
    - **Interrupción del negocio:**
        - Protección financiera si la UMO debe suspender sus operaciones por un evento inesperado.
    - **Gastos médicos:**
        - Cobertura para los gastos médicos de los pacientes en caso de accidentes o complicaciones durante los procedimientos odontológicos.

2. **Elección de la Póliza:**

    - **Comparar diferentes ofertas:** Solicitar cotizaciones a varias compañías de seguros y comparar las coberturas, precios y condiciones generales.
    - **Considerar las necesidades específicas de la UMO:** Elegir una póliza que se ajuste a los riesgos

específicos de la unidad móvil, como el tipo de servicios que ofrece, la ubicación donde opera y el valor del equipo odontológico.

- **Leer cuidadosamente las condiciones generales y las exclusiones de la póliza:** Asegurarse de comprender los términos y condiciones del contrato antes de firmarlo.

3. Negociación de la Prima:

- **Solicitar descuentos:** Consultar por posibles descuentos por la implementación de medidas de seguridad o por la contratación de pólizas adicionales.
- **Aumentar el deducible:** Considerar aumentar el deducible para reducir el costo de la prima, siempre y cuando la UMO pueda asumir el riesgo financiero en caso de un siniestro.

4. Prevención de Riesgos:

- **Implementar medidas de seguridad:** Instalar sistemas de alarma, cámaras de vigilancia y otros dispositivos para prevenir robos o daños a la unidad móvil.
- **Capacitar al personal:** Brindar entrenamiento al personal en materia

de seguridad, prevención de accidentes y manejo de riesgos.
- **Mantener un buen historial de siniestralidad:** Evitar tener un historial de siniestros frecuentes, ya que esto puede aumentar el costo de la prima en el futuro.

5. Revisión y Actualización:

- **Revisar la póliza anualmente:** Evaluar si la cobertura actual sigue siendo adecuada para las necesidades de la UMO y realizar modificaciones si es necesario.
- **Actualizar la información de la póliza:** Informar a la compañía de seguros sobre cualquier cambio en la UMO, como la adquisición de nuevo equipo o la ampliación de los servicios que ofrece.

La contratación de seguros adecuada para una UMO es una herramienta fundamental para proteger su patrimonio, su operación y su personal. Es importante elegir la póliza que mejor se adapte a las necesidades de la unidad móvil, negociar la prima de forma inteligente y tomar medidas para prevenir los riesgos.

Mitigación de Riesgos en la Planificación Financiera de una Unidad Móvil Odontológica (UMO)

La planificación financiera de una UMO es fundamental para su éxito. Sin embargo, existen diversos riesgos que pueden afectar la viabilidad financiera del proyecto. La identificación y mitigación de estos riesgos es crucial para asegurar la sostenibilidad a largo plazo de la UMO.

Principales Riesgos Financieros:

Costos operativos elevados
- **Combustible:** Implementar estrategias de eficiencia energética y optimizar rutas.
- **Mantenimiento:** Implementar un programa de mantenimiento preventivo y negociar contratos de mantenimiento.
- **Personal:** Contratar personal calificado y eficiente, optimizar la carga de trabajo y ofrecer incentivos.
- **Suministros:** Buscar proveedores confiables y negociar precios, realizar compras al por mayor y optimizar el inventario.

Falta de financiación
- **Búsqueda de financiación:** Diversificar las fuentes de financiación (inversionistas privados, instituciones financieras, programas gubernamentales).
- **Subsidios y programas de apoyo:** Investigar y aplicar a programas de apoyo para UMO.
- **Planificación financiera sólida:** Desarrollar un plan financiero detallado que incluya proyecciones de ingresos y costos, análisis de sensibilidad y estrategias de financiamiento.

Bajos niveles de demanda

- **Estrategias de marketing:** Implementar estrategias de marketing y promoción efectivas para llegar a la población objetivo.
- **Ubicación estratégica:** Seleccionar ubicaciones con alta demanda de servicios odontológicos.
- **Precios competitivos:** Ofrecer precios competitivos y accesibles para la población objetivo.
- **Convenios con instituciones:** Establecer convenios con instituciones educativas, empresas o entidades gubernamentales para asegurar un flujo constante de pacientes.

Estrategias de Mitigación

- **Diversificar los servicios:** Ofrecer una amplia gama de servicios odontológicos para atraer a un mayor número de pacientes.
- **Implementar un sistema de gestión eficiente:** Optimizar la gestión de la UMO para reducir costos y mejorar la eficiencia.
- **Contar con un equipo profesional calificado:** Brindar atención odontológica de alta calidad para fidelizar a los pacientes.
- **Realizar un análisis de mercado:** Estudiar la competencia y las necesidades de la población objetivo para ajustar la oferta de servicios y precios.
- **Monitorear y evaluar la situación financiera:** Realizar un seguimiento regular de la situación

Mitigación de riesgos orales en la tercera edad

financiera de la UMO para identificar y corregir desviaciones.

Retos Tecnológicos para una Unidad Móvil Odontológica en los Próximos 10 Años

Las unidades móviles odontológicas (UMO) experimentarán una transformación significativa en la próxima década, impulsadas por avances tecnológicos que impactarán la atención odontológica en áreas remotas y comunidades de difícil acceso.

Retos Tecnológicos Claves:

1. Conectividad y acceso a la información

- **Internet de las cosas (IoT):** Sensores y dispositivos conectados para monitorizar el estado del equipo, la temperatura del almacenamiento de suministros y la cadena de frío de medicamentos.
- **Teleodontología:** Consultas a distancia con especialistas, diagnóstico y seguimiento de pacientes en tiempo real.
- **Redes móviles 5G:** Mayor velocidad y ancho de banda para la transmisión de imágenes, radiografías y registros odontológicos.

- **Inteligencia artificial (IA):** Soporte para el diagnóstico, análisis de imágenes y recomendaciones de tratamiento.

2. Equipamiento odontológico portátil

- **Unidades odontológicas compactas y ligeras:** Mayor facilidad de transporte y adaptabilidad a diferentes espacios.
- **Instrumentos odontológicos inalámbricos:** Mayor libertad de movimiento y flexibilidad durante la atención.
- **Realidad aumentada y virtual:** Asistencia en procedimientos complejos, capacitación del personal y educación del paciente.
- **Impresión 3D:** Fabricación de prótesis dentales, modelos de estudio y férulas personalizadas en la propia unidad.

3. Suministros y materiales odontológicos

- **Materiales biodegradables y reciclables:** Reducción del impacto ambiental de la UMO.
- **Nanotecnología:** Desarrollo de materiales odontológicos más resistentes, biocompatibles y con propiedades antibacterianas.
- **Sistemas de gestión de inventario automatizados:** Optimización del stock de suministros y control de caducidad.

4. Seguridad y gestión de datos

- **Ciberseguridad y protección de datos:** Protección de la información confidencial de los pacientes frente a ataques cibernéticos.
- **Blockchain:** Almacenamiento seguro e inmutable de registros odontológicos.
- **Análisis de datos:** Obtención de información valiosa para la toma de decisiones estratégicas y la mejora de la calidad de la atención.

5. Sostenibilidad y eficiencia energética

- **Energías renovables:** Implementación de paneles solares o sistemas eólicos para la generación de energía.
- **Tecnologías de ahorro de energía:** Optimización del consumo de agua y electricidad en la UMO.
- **Materiales ecológicos:** Construcción de la unidad móvil con materiales sostenibles y de bajo impacto ambiental.

Los próximos 10 años serán testigos de una revolución tecnológica en las UMO, con avances que ampliarán el acceso a la atención odontológica de calidad en zonas rurales y comunidades desfavorecidas. La adopción de estas tecnologías y la gestión eficaz de los desafíos asociados serán claves para el éxito de las UMO en el futuro.

Andrea Alexandra Beltrán Castro

Normatividad nacional e internacional sobre creación y funcionamiento de un vagón odontológico o unidad móvil odontológica

El diseño de una unidad móvil odontológica (UMO) debe contemplar una serie de medidas nacionales e internacionales para garantizar la calidad de la atención, la seguridad del personal y los pacientes, la eficiencia en la operación y la sostenibilidad ambiental.

La información proporcionada no es exhaustiva y se recomienda consultar con las autoridades sanitarias locales para obtener información actualizada sobre la normativa aplicable a los vagones odontológicos o unidades móviles odontológicas.

Colombia

Aplicación de la resolución 2003 de 2014 a vagones odontológicos o unidades móviles odontológicas

La Resolución 2003 de 2014 define los requisitos para la habilitación de los servicios de salud odontológicos en Colombia. Aunque no se refiere específicamente a vagones odontológicos o unidades móviles odontológicas, sus principios son aplicables a estos tipos de unidades.

A continuación, se detallan algunos aspectos relevantes de la Resolución 2003 de 2014 y su aplicabilidad a los vagones odontológicos o unidades móviles odontológicas

Requisitos generales

Infraestructura

La unidad móvil odontológica debe contar con un espacio adecuado para la atención de los pacientes, con las condiciones de higiene y seguridad necesarias.

Dotación

La unidad móvil odontológica debe contar con el equipamiento e instrumental necesario para la prestación de los servicios odontológicos.

Talento humano

El personal que atienda en la unidad móvil odontológica debe estar calificado y contar con la experiencia necesaria.

Gestión de la calidad

La unidad móvil odontológica debe implementar un sistema de gestión de la calidad que garantice la prestación de un servicio seguro y de calidad.

Requisitos específicos

Acceso a servicios públicos

La unidad móvil odontológica debe tener acceso a agua potable, energía eléctrica y sistema de eliminación de residuos.

Mantenimiento

La unidad móvil odontológica debe tener un programa de mantenimiento preventivo y correctivo para garantizar su buen funcionamiento.

Seguridad

La unidad móvil odontológica debe contar con las medidas de seguridad necesarias para proteger a los pacientes y al personal.

Aplicación del decreto 780 de 2016 a los vagones odontológicos o unidades móviles odontológicas

El Decreto 780 de 2016, que reglamenta la prestación del servicio público esencial de salud, se aplica a los vagones odontológicos o unidades móviles odontológicas de la siguiente manera:

Requisitos generales

Habilitación

Las unidades móviles odontológicas deben obtener la habilitación ante la Secretaría de Salud local o departamental, cumpliendo con los requisitos establecidos en la Resolución 2003 de 2014 y la Guía Técnica para la Habilitación de Servicios de Salud Odontológicos.

Personal

El personal que presta los servicios de salud odontológica en las unidades móviles debe ser profesional y contar con la formación y experiencia requeridas.

Infraestructura

Las unidades móviles odontológicas deben contar con la infraestructura adecuada para la prestación de los servicios, incluyendo:

- Espacio físico suficiente para la atención de los pacientes.
- Equipamiento odontológico adecuado y en buen estado.
- Suministros y materiales necesarios para la atención odontológica.
- Dotación: Las unidades móviles odontológicas deben contar con la dotación necesaria para la atención de los pacientes, incluyendo:
- Instrumental odontológico.
- Materiales de periodoncia.
- Materiales de operatoria dental.
- Materiales de endodoncia.
- Materiales de cirugía.
- Medicamentos.

Registro y control

Las unidades móviles odontológicas deben llevar un registro de las actividades realizadas y de los pacientes atendidos.

Promoción de la salud

Las unidades móviles odontológicas deben realizar actividades de promoción de la salud bucal en la comunidad.

Requisitos específicos

Las unidades móviles odontológicas deben contar con un plan de contingencia para garantizar la atención de los pacientes en caso de eventos fortuitos o de fuerza mayor.

Deben tener un sistema de gestión de la calidad que garantice la prestación de un servicio de salud odontológico seguro y de calidad.

Deben cumplir con las normas de bioseguridad establecidas por el Ministerio de Salud y Protección Social.

Aplicación de la guía técnica para la habilitación de servicios de salud odontológicos a vagones odontológicos o unidades móviles odontológicas

La Guía Técnica para la Habilitación de Servicios de Salud Odontológicos del Ministerio de Salud y Protección Social de Colombia (2015) se aplica a los vagones odontológicos o unidades móviles odontológicas en su totalidad, con algunas consideraciones específicas:

Infraestructura y equipamiento

Requisitos generales: Se deben cumplir los mismos requisitos que para un consultorio odontológico tradicional, como dimensiones mínimas, áreas de trabajo definidas, iluminación adecuada, etc.

Adaptaciones

Se deben realizar las adaptaciones necesarias para que la unidad móvil pueda funcionar correctamente, como:

- Sistemas de generación de energía y agua potable.
- Depósitos para aguas residuales y residuos peligrosos.
- Sistemas de climatización y ventilación.

- Equipos de seguridad y prevención de riesgos.

Recursos humanos

Profesionales

Se requiere el mismo personal que en un consultorio odontológico tradicional, como odontólogos, auxiliares de odontología, higienistas orales, etc.

Capacitación

El personal debe estar capacitado en el manejo y funcionamiento de la unidad móvil odontológica, así como en los protocolos de seguridad y prevención de riesgos.

Gestión de la calidad

Sistema de gestión

Se debe implementar un sistema de gestión de la calidad que garantice la prestación de un servicio de salud odontológico seguro y de calidad.

Manuales y procedimientos

Se deben elaborar manuales y procedimientos específicos para la operación de la unidad móvil odontológica, incluyendo:

- Protocolos de atención al paciente.
- Mantenimiento y limpieza de la unidad móvil.
- Gestión de residuos peligrosos.

Seguridad y prevención de riesgos

Medidas de seguridad

Se deben implementar medidas de seguridad para proteger a los pacientes, al personal y al público en general, como:

- Sistemas de alarma y detección de incendios.
- Equipos de primeros auxilios.
- Planes de emergencia.

Normativa adicional

Requisitos de la empresa o institución

Se deben cumplir los requisitos específicos de la empresa o institución que opera la unidad móvil odontológica.

Normativa local

Se debe cumplir la normativa local vigente en materia de salud pública, seguridad y medio ambiente.

Andrea Alexandra Beltrán Castro

Normatividad Internacional

Organización Mundial de la Salud (OMS)

Aplicación de las directrices de la OMS 2016, para la promoción de la salud bucodental a los vagones odontológicos o unidades móviles odontológicas

Las Directrices de la OMS para la Promoción de la Salud Bucodental, publicadas en 2016, ofrecen un marco integral para la acción en diferentes niveles, incluyendo la atención primaria de salud. Las unidades móviles odontológicas, como plataformas flexibles y adaptables, pueden ser fundamentales en la implementación de estas directrices en varios contextos.

A continuación, se detallan algunos aspectos clave de las directrices y su aplicación a las unidades móviles odontológicas

Enfoque preventivo

Promoción de la higiene bucal

Las unidades móviles pueden realizar talleres, charlas y demostraciones prácticas sobre el cepillado correcto, el uso de hilo dental y otros métodos de limpieza bucal.

Educación alimentaria

Brindar información sobre la relación entre la dieta y la salud bucodental, promoviendo una alimentación saludable baja en azúcares.

Prevención de caries y enfermedades periodontales

Aplicación de barnices de flúor, sellantes y profilaxis dentales en las unidades móviles.

Atención primaria

Detección temprana y tratamiento de enfermedades bucodentales: Las unidades móviles pueden realizar exámenes bucales básicos, diagnósticos y ofrecer tratamiento para caries, enfermedades periodontales y otras condiciones.

Atención a poblaciones vulnerables

Las unidades móviles pueden llegar a poblaciones con acceso limitado a la atención odontológica, como comunidades rurales, personas con discapacidad o adultos mayores.

Enfoque multisectorial

Colaboración con las autoridades locales

Las unidades móviles pueden trabajar en conjunto con escuelas, centros de salud y otras entidades para promover la salud bucodental en la comunidad.

Participación de la comunidad

Involucrar a la comunidad en la planificación, implementación y evaluación de las actividades de promoción de la salud bucodental.

Las unidades móviles odontológicas, al ser adaptables a diferentes necesidades y contextos, pueden contribuir significativamente a la implementación de las Directrices de la OMS para la Promoción de la Salud Bucodental.

Para optimizar su impacto, se recomienda

Dotar a las unidades móviles de personal capacitado y actualizado en las últimas directrices de salud bucodental.

Equipar las unidades móviles con el instrumental y los materiales necesarios para la atención odontológica básica.

Desarrollar estrategias de comunicación efectivas para llegar a las poblaciones objetivo.

Realizar un seguimiento y evaluación de las actividades para asegurar su eficacia y eficiencia.

Las unidades móviles odontológicas, junto con un enfoque integral y multisectorial, representan una herramienta poderosa para mejorar la salud bucodental de las poblaciones, especialmente de las más vulnerables.

Aplicación del equipo odontológico para atención primaria de salud (OMS, 2003) a vagones odontológicos o unidades móviles odontológicas

El documento "Equipo odontológico para atención primaria de salud" de la OMS (2003) establece una lista de equipos básicos y opcionales para la atención odontológica primaria.

Equipo Básico

Unidad dental

Sillón con reposacabezas y apoyabrazos.

Lámpara de exploración bucal.

Eyector de saliva.

Jeringa triple para aire/agua/spray.

Instrumental:

Espejo bucal.

Explorador bucal.

Pinzas para algodón.

Cureta periodontal.

Sonda periodontal.

Elevadores de dientes.

Tijeras para cortar suturas.

Material de obturación

Amalgama dental.

Resina compuesta.

Cemento dental.

Material de profilaxis:

Pasta profiláctica.

Cepillos de dientes.

Hilo dental.

Equipo Opcional

Radiografía dental portátil.

Compresor de aire.

Mitigación de riesgos orales en la tercera edad

Equipo de esterilización.

Unidad de aspiración portátil.

Aplicación a vagones odontológicos o unidades móviles odontológicas

En el caso de vagones odontológicos o unidades móviles odontológicas, la selección del equipo debe considerar

Espacio disponible

El equipo debe ser compacto y fácil de transportar.

Disponibilidad de energía

El equipo debe funcionar con la energía disponible en el vagón o unidad móvil.

Mantenimiento

El equipo debe ser fácil de mantener y reparar.

Recomendaciones

Priorizar el equipo básico

El equipo básico es el necesario para brindar una atención odontológica primaria de calidad.

Seleccionar equipo compacto y portátil

El equipo debe ser fácil de transportar y almacenar en el vagón o unidad móvil.

Considerar la disponibilidad de energía

El equipo debe funcionar con la energía disponible en el vagón o unidad móvil.

Elegir equipo de fácil mantenimiento

El equipo debe ser fácil de mantener y reparar.

Consultar con las autoridades sanitarias locales

Es importante consultar con las autoridades sanitarias locales para conocer las normas y requisitos específicos para la operación de vagones odontológicos o unidades móviles odontológicas.

Federación internacional de odontología (FDI) y su aplicación a vagones odontológicos o unidades móviles odontológicas

La Federación Internacional de Odontología (FDI) es una organización que representa a la profesión odontológica a nivel mundial. La FDI no tiene una normativa específica para vagones odontológicos o unidades móviles odontológicas, pero sí ofrece guías y recomendaciones útiles para su creación y funcionamiento.

Las principales guías y recomendaciones de la FDI que se aplican a los vagones odontológicos o unidades móviles odontológicas son:

Guía para la planificación y el diseño de clínicas dentales

Esta guía proporciona recomendaciones sobre la ubicación, el tamaño, la distribución y el equipamiento de las clínicas dentales.

Aspectos relevantes para unidades móviles

Espacio

Optimización del espacio para los diferentes procedimientos odontológicos.

Equipamiento

Selección de equipos portátiles y compactos.

Diseño

Considerar la accesibilidad para personas con discapacidad.

Recomendaciones para el control de infecciones en la práctica odontológica

Estas recomendaciones establecen medidas para prevenir la transmisión de infecciones en el ámbito odontológico.

Aspectos relevantes para unidades móviles

Limpieza y desinfección

Implementar protocolos estrictos de limpieza y desinfección del vagón o unidad móvil.

Esterilización

Asegurar la esterilización adecuada del instrumental y equipo odontológico.

Gestión de residuos

Implementar un sistema adecuado para la gestión de residuos biomédicos.

Directrices para la promoción de la salud bucodental

Estas directrices proporcionan recomendaciones para la promoción de la salud bucodental en diferentes poblaciones.

Aspectos relevantes para unidades móviles

Programas de educación

Implementar programas de educación para la salud bucodental en las comunidades donde opera la unidad móvil.

Atención preventiva

Ofrecer servicios de atención preventiva como limpiezas dentales y aplicación de flúor.

Otras guías y recomendaciones

La FDI también ofrece guías y recomendaciones sobre una variedad de temas relacionados con la práctica odontológica, como la gestión de la calidad, la seguridad del paciente y la ética profesional.

Es importante tener en cuenta que las guías y recomendaciones de la FDI no son vinculantes. Cada país tiene su propia normativa sobre la creación y funcionamiento de las unidades móviles odontológicas.

Estándares

Norma ISO 11607:2017 - Equipos odontológicos - Unidades dentales móviles - Requisitos y métodos de ensayo

La norma ISO 11607:2017 establece los requisitos y métodos de ensayo para el diseño, equipamiento y operación de unidades dentales móviles (UDM). La norma busca garantizar la seguridad, la eficacia y la calidad de la atención odontológica brindada en UDM.

Alcance

La norma ISO 11607:2017 aplica a las UDM que se utilizan para brindar atención odontológica en áreas donde no hay acceso a instalaciones odontológicas fijas. La norma abarca:

- **Requisitos generales:** Diseño, construcción, materiales, seguridad eléctrica, compatibilidad electromagnética, higiene y limpieza.
- **Equipamiento:** Unidad dental, sistema de aspiración, compresor de aire, sistema de agua, instrumentos odontológicos y esterilización.
- **Operación:** Personal calificado, procedimientos de trabajo seguro, mantenimiento y gestión de residuos.

Requisitos clave

- **Seguridad:** La UDM debe cumplir con los requisitos de seguridad eléctrica y mecánica para proteger al personal y a los pacientes.
- **Eficacia:** La UDM debe estar equipada con el instrumental y los suministros necesarios para brindar una atención odontológica de calidad.
- **Calidad:** La UDM debe ser diseñada y construida para garantizar una larga vida útil y un funcionamiento fiable.

Métodos de ensayo

La norma ISO 11607:2017 describe los métodos de ensayo para verificar que la UDM cumple con los requisitos establecidos. Estos ensayos incluyen:

- **Pruebas de seguridad eléctrica:** Verificación del aislamiento eléctrico, la protección contra fugas de corriente y la compatibilidad electromagnética.
- **Pruebas de funcionamiento:** Verificación del rendimiento del sistema de aspiración, el compresor de aire, el sistema de agua y los instrumentos odontológicos.
- **Pruebas de limpieza y desinfección:** Verificación de que la UDM se puede limpiar y desinfectar de manera efectiva.

Beneficios de la norma ISO 11607:2017:

- Mejora la seguridad del personal y los pacientes.

Mitigación de riesgos orales en la tercera edad

- Garantiza la eficacia y la calidad de la atención odontológica.
- Aumenta la confianza de los usuarios en la UDM.
- Facilita la comercialización de la UDM a nivel internacional.

La norma ISO 11607:2017 es una herramienta valiosa para los fabricantes, proveedores y usuarios de UDM. La aplicación de esta norma ayuda a garantizar que las UDM sean seguras, eficaces y brinden una atención odontológica de calidad a las poblaciones que lo necesitan.

Aplicación de la Norma ISO 9001: Sistemas de Gestión de la Calidad a Vagones Odontológicos o Unidades Móviles Odontológicas

La norma ISO 9001:2015 establece los requisitos para un sistema de gestión de la calidad (SGC) que ayuda a las organizaciones a demostrar su capacidad para proporcionar productos y servicios que satisfacen las necesidades y expectativas de los clientes.

Beneficios de la aplicación de la norma ISO 9001 en unidades móviles odontológicas:

- **Mejora la calidad del servicio:** Implementa un enfoque sistemático para la gestión de la calidad, lo que permite identificar y eliminar las causas de las no conformidades.
- **Aumenta la satisfacción del paciente:** Garantiza un servicio odontológico consistente y de alta calidad, lo que genera confianza y fidelidad en los pacientes.
- **Mejora la eficiencia:** Optimiza los procesos y reduce los costos operativos.

- **Fortalece la imagen y reputación:** Demuestra el compromiso de la organización con la calidad y la mejora continua.
- **Facilita el acceso a nuevos mercados:** Abre las puertas a nuevas oportunidades de negocio, tanto a nivel nacional como internacional.

Requisitos de la norma ISO 9001 para unidades móviles odontológicas:

- **Enfoque al cliente:** La organización debe comprender las necesidades y expectativas de sus pacientes y enfocarse en su satisfacción.
- **Liderazgo:** La alta dirección debe demostrar su compromiso con la calidad y la mejora continua.
- **Planificación:** La organización debe establecer objetivos de calidad y planificar cómo alcanzarlos.
- **Soporte:** La organización debe proporcionar los recursos necesarios para el funcionamiento del SGC.
- **Medición, análisis y mejora:** La organización debe medir, analizar y mejorar continuamente su SGC.

Implementación de la norma ISO 9001 en unidades móviles odontológicas:

- **Compromiso de la alta dirección:** Es fundamental el compromiso y liderazgo de la alta dirección para el éxito de la implementación.
- **Capacitación del personal:** Se debe capacitar al personal en los requisitos de la norma ISO 9001 y en su aplicación en el contexto de la unidad móvil odontológica.

- **Documentación:** Se debe documentar el SGC, incluyendo políticas, procedimientos, registros y manuales.
- **Auditorías internas:** Se deben realizar auditorías internas para verificar el cumplimiento de la norma ISO 9001.
- **Mejora continua:** Se debe establecer un sistema para la mejora continua del SGC.

Aplicación de la Norma ISO 14001 a Vagones Odontológicos o Unidades Móviles Odontológicas

La norma ISO 14001:2015 proporciona un marco para que las organizaciones implementen un sistema de gestión ambiental (SGA) eficaz. La norma se puede aplicar a cualquier tipo de organización, independientemente de su tamaño, sector o ubicación, incluyendo vagones odontológicos o unidades móviles odontológicas.

Beneficios de la implementación de la ISO 14001 en unidades móviles odontológicas:

- **Mejora del desempeño ambiental:** Reducción del consumo de energía, agua y materiales, generación de menos residuos y emisiones contaminantes.
- **Cumplimiento legal:** Cumplimiento de las normas ambientales locales, nacionales e internacionales.
- **Mejora de la imagen:** Demostración del compromiso de la organización con la protección del medio ambiente.
- **Reducción de costos:** Ahorro en costos operativos a través de la eficiencia ambiental.

- **Mejora de la satisfacción del cliente:** Los clientes aprecian a las empresas que se comprometen con la sostenibilidad.

Implementación de la ISO 14001 en unidades móviles odontológicas:

1. Planificación:

- Definir la política ambiental de la organización.
- Identificar los aspectos ambientales y evaluar sus impactos.
- Establecer objetivos y metas ambientales.
- Desarrollar un plan de gestión ambiental.

2. Implementación:

- Implementar los controles operativos necesarios para lograr los objetivos ambientales.
- Capacitar al personal en la gestión ambiental.
- Documentar el sistema de gestión ambiental.

3. Verificación:

- Realizar auditorías internas para verificar el cumplimiento del sistema de gestión ambiental.
- Revisar la dirección del sistema de gestión ambiental.

4. Mejora:

- Implementar acciones correctivas y preventivas para mejorar el sistema de gestión ambiental.

Consideraciones especiales para unidades móviles odontológicas:

- **Espacio limitado:** Se debe tener en cuenta el espacio limitado al implementar medidas de gestión ambiental.
- **Recursos limitados:** Se debe considerar la disponibilidad de recursos financieros y humanos al implementar la norma ISO 14001.
- **Movilidad:** Se debe considerar la movilidad de la unidad a la hora de implementar medidas de gestión ambiental.

Ejemplos de medidas de gestión ambiental que se pueden implementar en unidades móviles odontológicas:

- **Uso eficiente de la energía:** Apagar los equipos cuando no se usen, utilizar equipos de bajo consumo energético.
- **Ahorro de agua:** Utilizar grifos de bajo caudal, reutilizar el agua siempre que sea posible.
- **Reducción de residuos:** Minimizar el uso de materiales de un solo uso, separar los residuos para su correcto reciclaje.
- **Prevención de la contaminación:** Utilizar productos ecológicos, realizar un correcto manejo de los residuos peligrosos.

Aplicación de la Norma OHSAS 18001 a los Vagones Odontológicos o Unidades Móviles Odontológicas

La norma OHSAS 18001:2007, aunque la reemplazó la ISO 45001:2018, algunas organizaciones aún la usan como referencia para gestionar la seguridad y salud en el trabajo.

Esta norma proporciona un marco para que las organizaciones implementen un sistema de gestión:

- Para identificar, evaluar y controlar los riesgos de seguridad y salud en el trabajo.
- Para mejorar continuamente el desempeño en materia de seguridad y salud en el trabajo.
- Para cumplir con los requisitos legales y otros requisitos.

La norma OHSAS 18001 se puede aplicar a cualquier tipo de organización, incluyendo los vagones odontológicos o unidades móviles odontológicas.

Algunos ejemplos de cómo se puede aplicar la norma OHSAS 18001 a los vagones odontológicos o unidades móviles odontológicas son

- **Evaluación de riesgos:** Se debe realizar una evaluación de los riesgos de seguridad y salud en el trabajo asociados con la operación del vagón odontológico o unidad móvil odontológica. Esto incluye riesgos como:
  - Riesgos ergonómicos (por ejemplo, levantar objetos pesados, trabajar en posiciones incómodas).

Mitigación de riesgos orales en la tercera edad

- Riesgos biológicos (por ejemplo, exposición a sangre y otros fluidos corporales).
- Riesgos químicos (por ejemplo, exposición a desinfectantes y otros productos químicos).
- Riesgos físicos (por ejemplo, accidentes eléctricos, caídas).

- **Control de riesgos:** Se deben implementar medidas para controlar los riesgos identificados. Estas medidas pueden incluir:
  - Implementar medidas de control técnico, como, por ejemplo, utilizar equipos de protección personal.
  - Implementar medidas de control administrativo, como, por ejemplo, proporcionar capacitación a los trabajadores.
- **Capacitación:** Se debe capacitar a los trabajadores sobre los riesgos de seguridad y salud en el trabajo asociados con la operación del vagón odontológico o unidad móvil odontológica. La capacitación debe incluir:
  - Cómo identificar los riesgos.
  - Cómo controlar los riesgos.
  - Cómo utilizar los equipos de protección personal.
  - Cómo responder a las emergencias.
- **Supervisión y medición:** Se debe supervisar y medir el desempeño en materia de seguridad y salud en el trabajo. Esto incluye:
  - Monitorear los indicadores de desempeño, como, por ejemplo, la tasa de accidentes.
  - Realizar auditorías internas.

Beneficios de implementar la norma OHSAS 18001:

- Mejora la seguridad y salud en el trabajo de los trabajadores.
- Reduce los costos asociados con los accidentes y enfermedades laborales.
- Mejora la moral y la productividad de los trabajadores.
- Mejora la imagen de la organización.

Conclusiones

1. Diseño y Construcción

- **Optimización del espacio:** Implementar un diseño modular y multifuncional para maximizar el uso del espacio disponible en el vagón.
- **Materiales y equipamiento:** Seleccionar materiales y equipos odontológicos de alta calidad, resistentes, duraderos y energéticamente eficientes.
- **Normativa y seguridad:** Cumplir con las normas y regulaciones específicas para la construcción de UMO, incluyendo aspectos de seguridad, higiene y accesibilidad.

2. Puesta en Marcha y Operaciones

- **Logística y gestión:** Implementar un sistema eficiente de gestión de la UMO, incluyendo planificación de rutas, abastecimiento, gestión de citas y coordinación del personal.
- **Capacitación del personal:** Brindar capacitación específica al personal odontológico y auxiliar en atención en poblaciones vulnerables, manejo de equipos portátiles y gestión de la UMO.

- **Teleodontología y tecnologías de la información:** Implementar estrategias de teleodontología y tecnologías digitales para mejorar la eficiencia y el alcance de la atención.

3. Sostenibilidad y Escalabilidad

- **Modelos de financiamiento:** Explorar modelos de financiamiento público-privados y de participación comunitaria para asegurar la sostenibilidad del proyecto.
- **Evaluación del impacto:** Implementar un sistema de evaluación del impacto de la UMO en la salud bucal de la población objetivo.
- **Replicación y escalabilidad:** Desarrollar un plan para la replicabilidad y escalabilidad del modelo de UMO en diferentes contextos.

4. Aspectos Clínicos

- **Adaptación del equipamiento:** Asegurar la disponibilidad de equipos odontológicos portátiles y adaptables a las condiciones de la UMO.
- **Atención integral:** Ofrecer una atención odontológica integral que incluya prevención, diagnóstico, tratamiento y rehabilitación.
- **Enfoque en poblaciones vulnerables:** Adaptar los protocolos de atención a las necesidades específicas de las poblaciones objetivo.

5. Gestión de Residuos

- **Minimización de residuos:** Implementar estrategias para minimizar la generación de residuos en la UMO.

- **Segregación y eliminación:** Implementar un sistema adecuado de segregación y eliminación de residuos biomédicos y otros.

6. Aspectos Legales y Regulatorios

- **Cumplimiento normativo:** Asegurar el cumplimiento de todas las normas y regulaciones relacionadas con la atención odontológica, la seguridad del paciente y la gestión de la UMO.
- **Permisos y licencias:** Obtener los permisos y licencias necesarios para operar la UMO.

7. Sensibilización y Promoción

- **Campañas de sensibilización:** Implementar campañas de sensibilización sobre la importancia de la salud bucal en las comunidades objetivo.
- **Promoción de la UMO:** Informar a la población sobre los servicios disponibles en la UMO y cómo acceder a ellos.

8. Monitoreo y Evaluación

- **Indicadores de desempeño:** Definir indicadores clave de desempeño para evaluar la eficiencia y eficacia de la UMO.
- **Evaluación continua:** Implementar un sistema de evaluación continua para identificar áreas de mejora y optimizar la operación de la UMO.

9. Investigación e Innovación

- **Colaboración con universidades e instituciones de investigación:** Fomentar la colaboración con universidades e instituciones de investigación para desarrollar nuevas tecnologías y estrategias para la odontología móvil.
- **Investigación aplicada:** Implementar investigaciones aplicadas para evaluar la efectividad de la UMO en la mejora de la salud bucal de la población.

10. Trabajo en Equipo

- **Colaboración interdisciplinaria:** Fomentar la colaboración entre odontólogos, higienistas dentales, auxiliares de odontología, promotores de salud y otros profesionales para brindar una atención integral.
- **Espíritu de equipo:** Cultivar un espíritu de equipo entre el personal de la UMO para asegurar un trabajo eficiente y coordinado.

La revisión de los aspectos de construcción y puesta en marcha de una Unidad Móvil Odontológica permite destacar la importancia de un enfoque integral y multidisciplinario para el éxito de la odontología móvil. La planificación

Bibliografía

- Centros para el Control y la Prevención de Enfermedades (CDC): https://www.cdc.gov/oralhealth/
- Asociación Dental Americana (ADA): https://www.ada.org/
- National Institute of Dental and Craniofacial Research (NIDCR): https://www.nidcr.nih.gov/
- Organización Mundial de la Salud (OMS): https://www.who.int/es/news-room/fact-sheets/detail/oral-health
- Organización Mundial de la Salud (OMS): https://www.fdiworlddental.org/sites/default/files/2020-11/ohap-2019-guide-caring_for_older_adults-es.pdf
- Federación Dental Internacional (FDI): https://www.fdiworlddental.org/oral-health-healthy-ageing
- International Association of Dental Research (IADR): http://scielo.isciii.es/scielo.php?script=sci_arttext&pid=S1699-695X2012000100003
- Nature Medicine: The oral microbiome and systemic health: https://www.nature.com/articles/s41591-023-02243-5
- Organización Mundial de la Salud (OMS): https://www.who.int/
- Federación Dental Internacional (FDI): https://www.investopedia.com/terms/f/fdi.asp
- International Organization for Standardization (ISO): https://www.iso.org/
- American Dental Association (ADA): https://www.ada.gov/
- International Organization for Standardization (ISO): https://www.iso.org/standard/71499.html
- International Accreditation Forum (IAF): https://indianairforce.nic.in/

- **Guía para la implementación de la norma ISO 9001:**
  https://www.nqa.com/es-mx/certification/standards/iso-9001/implementation
- **Norma ISO 14001:2015:**
  https://www.iso.org/standard/60857.html
- **Guía para la implementación de la ISO 14001:**
  https://www.nqa.com/es-es/certification/standards/iso-14001/implementation
- **Asociación Internacional de la Seguridad Social (AISS): https://www.issa.int/es**

Biografía

Esta es la historia de una profesional apasionada por la salud bucal y el bienestar integral de las personas, especialmente de los adultos mayores.

Con más de 20 años de experiencia clínica, como odontóloga y tecnóloga en laboratorio de prótesis dental he dedicado mi carrera al manejo de pacientes adultos y adultos mayores con patologías orales asociadas a edentulismo total y parcial. Mi enfoque no se limita a la odontología tradicional, sino que busca soluciones innovadoras que brinden bienestar integral a los pacientes.

Con un espíritu emprendedor que me impulsa a explorar nuevas alternativas para mejorar la calidad de vida de los adultos mayores. El objetivo es ir más allá de la atención clínica y ofrecer un acompañamiento integral que considere sus necesidades físicas, emocionales y sociales.

www.ingramcontent.com/pod-product-compliance
Lightning Source LLC
Chambersburg PA
CBHW052259220526
45471CB00001B/413